Edouard Berthelot-Lebrun

En forme, naturellement, de 20 à 100 ans !

Les conseils de votre kiné-ostéopathe

Le Souffle d'Or
5 allée du torrent - 05000 Gap (France)
www.souffledor.fr

Illustration couverture : Marie Loiseau
Photocomposition : A' Prim / Fouras (17)
Impression et façonnage : Louis-Jean / Gap (05)

Dépôt légal : octobre 2006
ISBN 2 84058 298 8

Le Souffle d'Or
5 allée du torrent - 05000 Gap (France)
www.souffledor.fr

SOMMAIRE

Préambule 17

1. La décroissance 19

Ce que vous ne trouverez pas dans cet ouvrage 24

Ce que vous trouverez dans cet ouvrage 24

2. La peau, la graisse et l'eau 27

La peau, ça vit comment ? 27

Anti anatomie 27

De quoi est constituée la peau ? 28

À quoi sert-elle ? 30

La peau, garde du corps 31

La peau, isolant thermique avec climatisation intégrée 31

La peau, service de relations publiques 32

La peau, organe de la respiration 34

Structure : société indépendante 35

Succursales : les différents types de peau 36

La peau, ça vieillit comment ? 38

Plus grande ennemie : l'eau 38

Plus grand ennemi : le soleil 40

La peau, ça s'entretient comment ? 41

Meilleure amie : l'eau 41

Meilleur ami : le soleil 41

Autre meilleure amie : la peau de l'autre 42

3. Les os, les cartilages et les disques 45

Le squelette, ça vit comment ? 45

Le squelette, une église gothique ! 45

Le cartilage, clé du mouvement 47

Les disques intervertébraux, petits bijoux de l'anatomie 47

Le squelette, ça vieillit comment ? 50

Un os, ça vieillit comment ? 50

Un cartilage, ça vieillit comment ? 51

Un disque intervertébral, ça vieillit comment ? 52

Le squelette, ça s'entretient comment ? 52

Un os, ça s'entretient comment ? 53

Un cartilage, ça s'entretient comment ? 54

Un disque, ça s'entretient comment ? 54

4. Les muscles 59
Le muscle, ça vit comment ? 59
L'accélérateur et le frein 60
Des chaînes qui nous enchaînent 61
La force musculaire 61
Le muscle, ça vieillit comment ? 62
Le muscle, ça s'entretient comment ? 63

5. La respiration 67
La respiration, ça vit comment ? 67
La respiration, comment ça marche ? 68
Explication claire et rationnelle 70
Le moteur de la respiration 72
La respiration, ça vieillit comment ? 74
La respiration, ça s'entretient comment ? 77

6. Le mouvement 81
Le mouvement, ça vit comment ? 81
Qu'apporte le sport à l'organisme, version 1 ? 82
Qu'apporte le sport à l'organisme, version 2 ? 84
Qu'apporte le sport à l'organisme, version 3 ? 86
Le mouvement, ça vieillit comment ? 87
Comment vieillit un footballeur ? 88
Comment vieillit un cycliste ? 89
Comment vieillit un joueur de tennis ? 90
Comment vieillit un nageur ? 90
Comment vieillissent les pratiquants du karaté, de l'ai ki do, du qwan qi do, du judo ? 92
Comment vieillissent les coureurs à pied ? 93
Le mouvement, ça s'entretient comment ? 95
« Sport ou no sport ? » 99

7. Le sommeil 101
Le sommeil, ça vit comment ? 101
Pourquoi dormir ? 102
Que se passe-t-il quand on dort ? 104
Le sommeil, ça vieillit comment ? 111
De quoi se compose une nuit de sommeil ? 111
Le sommeil, ça s'entretient comment ? 115
Attention, vous avez un train à prendre ! Connaissez-vous l'heure de ce train ? 115
Question pratique : dans quelle position faut-il dormir ? 120
Et si vous faisiez la sieste ! 121

8. De vingt à trente ans 123
Vous avez dit fin de croissance ! Mais... 123
Votre corps de vingt à trente ans 124
La peau, l'os, les muscles, l'attitude, le mouvement 124
De vingt à trente ans vous devez être capable de... 128
La femme de vingt à trente ans 131
L'homme de vingt à trente ans 135

9. De trente à quarante ans 139
Le corps en plénitude 139
Votre corps de trente à quarante ans 140
La peau, l'os, les muscles, l'attitude, le mouvement 140
De trente à quarante ans vous devez être capable de... 144
La femme de trente à quarante ans 147
L'homme de trente à quarante ans 152

10. De quarante à cinquante ans 157
Le corps à maturité 157
Votre corps de quarante à cinquante ans 158
La peau, l'os, les muscles, l'attitude, le mouvement 159
De quarante à cinquante ans vous devez être capable de... 163
La femme de quarante à cinquante ans 166
L'homme de quarante à cinquante ans 169

11. De cinquante à soixante ans 173
L'âge de l'expérience 173
Votre corps de cinquante à soixante ans 174
La peau, l'os, les muscles, l'attitude, le mouvement 175
De cinquante à soixante ans vous devez être capable de... 180
La femme de cinquante à soixante ans 184
L'homme de cinquante à soixante ans 188

12. De soixante à soixante-dix ans 193
L'âge de l'endurance 193
Votre corps de soixante à soixante-dix ans 197
La peau, l'os, les muscles, l'attitude, le mouvement, le sexe 197
De soixante à soixante-dix ans vous devez être capable de... 203
La femme de soixante à soixante-dix ans 206
L'homme de soixante à soixante-dix ans 209

13. De soixante-dix à quatre-vingts ans 213
L'âge de la retraite 213
Votre corps de soixante-dix à quatre-vingts ans 215
La peau, l'os, les muscles, l'attitude, le mouvement 215
De soixante-dix à quatre-vingts ans vous devez être capable de... 218
La femme de soixante-dix à quatre-vingts ans 221
L'homme de soixante-dix à quatre-vingts ans 224

14. De quatre-vingts à quatre-vingt-dix ans 227
On devient vieux à quatre-vingt-dix ans 227
Votre corps de quatre-vingts à quatre-vingt-dix ans 231
La peau, l'os, les muscles, l'attitude, le mouvement 231
De quatre-vingts à quatre-vingt-dix ans vous pouvez encore être capable de... 236
La femme de quatre-vingts à quatre-vingt-dix ans 239
L'homme de quatre-vingts à quatre-vingt-dix ans 242

15. De quatre-vingt-dix à cent ans et plus 245
L'âge de la sagesse 245
Votre corps de quatre-vingt-dix à cent ans et plus 248
La peau, l'os, les muscles, l'attitude, le mouvement 248
De quatre-vingt-dix à cent ans et plus vous devez être capable de... 252
La femme de quatre-vingt-dix à cent ans et plus 253
L'homme de quatre-vingt-dix à cent ans et plus 254

16. Ce que vous pouvez faire pour vous-même 255
L'important à tous les âges 256
La clé de la belle attitude 257
En pratique 259

Ce que vous pouvez faire pour vous-même de 20 à 30 ans 260
Ce qui est bon pour vous 260
Lever les tensions musculaires 260
Muscler le corps 261
Ce qui est mauvais pour vous 262
En position assise 262
En position debout 264
Quand vous portez des charges 264

Trois mouvements clés ... 266
Muscler les épaules et le haut du dos ... 266
Muscler le bas du dos et les fessiers ... 267
Muscler les abdominaux ... 268

Ce que vous pouvez faire pour vous-même de 30 à 40 ans ... 270
Ce qui est bon pour vous ... 271
Corriger l'attitude ... 271
Entraîner la torsion ... 272
Boire ... 273
Ce qui est mauvais pour vous ... 274
Les nuits blanches ... 274
Vous polluer ... 275
Trois mouvements clés ... 276
Étirements des membres inférieurs en latéral ... 276
Étirement complet des muscles de l'arrière du corps, debout au mur ... 278
Le tic tac ... 281

Ce que vous pouvez faire pour vous-même de 40 à 50 ans ... 283
Ce qui est bon pour vous ... 283
Entretenir la peau ... 283
La bonne position couchée ... 286
Des abdos aussi ... 287
Ce qui est mauvais pour vous ... 288
Les excès de table ... 288
Arrêtez ! ... 289
La voiture et la position assise ... 289
Trois mouvements clés ... 291
Courir ... 291
Étirement complet des muscles de l'arrière du corps pieds au mur ... 292
Abdominaux adaptés à l'âge ... 296

Ce que vous pouvez faire pour vous-même de 50 à 60 ans ... 298
Ce qui est bon pour vous ... 299
Dormir, prendre des vacances ... 299
Pour atteindre la retraite en pleine forme physique, trois conseils ... 299

Pour atteindre la retraite en pleine forme morale, trois conseils ... 300
Ce qui est mauvais pour vous ... 302
Reprendre le sport ? Non ! Reprendre une activité physique ? Oui ! ... 302
Plier le dos ... 303
Le soleil ... 304
Trois mouvements clés ... 305
Se suspendre à une porte ... 305
Accroupissements ... 306
Étirements à quatre pattes ... 306

Ce que vous pouvez faire pour vous-même de 60 à 70 ans ... 310
Ce qui est bon pour vous ... 310
Passez aux trente-cinq heures ... 310
Des mouvements répétés sans effort ... 311
Ce qui est mauvais pour vous ... 312
Suivre les plus jeunes ... 312
L'asymétrie du pas ... 313
Trois mouvements clés ... 315
Étirements des membres inférieurs ... 315
Assouplissement des hanches ... 316
Torsions au sol ... 317

Ce que vous pouvez faire pour vous-même de 70 à 80 ans ... 319
Ce qui est bon pour vous ... 319
Passez aux trente-cinq heures ... 319
Préparez l'avenir ... 320
Aimez-vous ... 320
Ce qui est mauvais pour vous ... 322
Une alimentation déséquilibrée ... 322
Les efforts ... 324
Trois mouvements clés ... 324
Étirez-vous dès le réveil ... 324
Étirements du dos en assis ... 326
Du quadriceps ! ... 327

Ce que vous pouvez faire pour vous-même de 80 à 90 ans 328
Ce qui est bon pour vous 328
Passez aux quarante heures 328
Achetez un bon fauteuil. Quittez-le souvent ! 328
Donnez-vous du confort dans le quotidien 329
Prenez une canne 329
Penser et apprendre 330
Ce qui est mauvais pour vous 330
L'immobilisme 330
Porter des charges 331
L'absence de soleil 331
Trois mouvements clés 332
S'asseoir et se relever 332
Marcher 333
Vous étirer plusieurs fois par jour 333

Ce que vous pouvez faire pour vous-même de 90 à 100 ans et plus 335
Vivre !
Et laissez les autres faire le nécessaire à votre place 335

17. Conclusion 337

DÉSIRS

Allez tranquillement parmi le vacarme et la hâte, et souvenez-vous de la paix qui peut exister dans le silence. Sans aliénation, vivez autant que possible en bons termes avec toutes personnes. Dites doucement et clairement votre vérité et écoutez les autres, même le simple d'esprit et l'ignorant, ils ont eux aussi leur histoire. Ne vous comparez avec personne : vous risqueriez de devenir vain ou vaniteux. Il y a toujours plus grands et plus petits que vous. Jouissez de vos projets aussi bien que de vos accomplissements. Soyez toujours intéressé à votre carrière, si modeste soit-elle ; c'est une véritable possession dans les prospérités changeantes du temps. Soyez prudent dans vos affaires car le monde est plein de fourberies. Mais ne soyez pas aveugle en ce qui concerne la vertu qui existe ; plusieurs individus recherchent les grands idéaux et partout la vie est remplie d'héroïsme. Soyez vous-même. Surtout n'affectez pas l'amitié. Non plus ne soyez cynique en amour, car il est en face de toute stérilité et de tout désenchantement aussi éternel que l'herbe. Prenez avec bonté le conseil des années, en renonçant avec grâce à votre jeunesse. Fortifiez une puissance d'esprit pour vous protéger en cas de malheur soudain. Mais ne vous chagrinez pas avec vos chimères. De nombreuses peurs naissent de la fatigue et de la solitude. Au-delà d'une discipline saine, soyez doux avec vous-même. Vous êtes un enfant de l'univers, pas moins que les arbres et les étoiles, vous avez le droit d'être ici. Et qu'il vous soit clair ou non, l'univers se déroule sans doute comme il le devrait. Soyez en paix avec Dieu, quelle que soit votre conception de lui, et quels que soient vos travaux et vos rêves, gardez dans le désarroi bruyant de la vie, la paix dans votre âme. Avec toutes ses perfidies, ses besognes fastidieuses et ses rêves brisés, le monde est pourtant beau. Prenez attention. Tâchez d'être heureux.

Trouvé dans une vieille église à Baltimore en 1692

Auteur inconnu

Aux femmes qui sont mes amies avec toute ma tendresse.
Aux hommes qui sont mes amis avec toute mon affection.

... Prenez avec bonté le conseil des années,
en renonçant avec grâce à votre jeunesse.

Préambule

À quoi ça sert d'être vieux, si on est vieux longtemps ?

Vieillir n'est pas une maladie. À force de voir à la télévision les images chocs des pensionnaires de maisons de retraite complètement diminués, à force d'entendre nos assureurs nous rappeler qu'il est temps de souscrire à la nécessaire « assurance dépendance », depuis le temps que les images vraies de personnes âgées belles et heureuses ont disparu des photos de nos journaux et magazines et que nous avons isolé tous les anciens de notre commune dans un quartier à part, nous avons construit dans notre esprit une image du « vieux » totalement erronée.

Nous craignons tous de vieillir diminués physiquement et mentalement, dépendant pour chaque geste de la vie courante de l'aide des autres en nous déplaçant dans un fauteuil roulant aussi rouillé que nos os dans le couloir obscur d'une maison de retraite ou d'un hospice lointain.

Il n'en est rien. Aujourd'hui, il n'y a guère qu'un pour cent de la population qui termine sa vie dans de tels établissements. Un pour cent, c'est-à-dire le petit nombre de ceux qui, du fait d'un handicap, d'une maison ou d'un appartement inadapté ou à cause de leur solitude, choisissent d'aller vivre en communauté. Les autres vivent soit dans la même habitation que par le passé, soit dans un nouveau logement plus adapté et plus petit ou bien dans une résidence locative aux services multiples.

Puisque l'espérance de vie s'allonge, comment serons-nous dans vingt ans si nous avons soixante ans aujourd'hui ou dans quatre-vingts ans si nous en avons vingt aujourd'hui ?

- *Pourquoi les rides ?*
- *Pourquoi prend-on du ventre entre quarante et cinquante ans ?*
- *Jusqu'à quel âge peut-on encore courir, marcher plusieurs kilomètres, nager ?*
- *Pourrez-vous plus tard toujours monter vos escaliers, vous asseoir par terre, vous baisser jusqu'au sol ?*
- *Et conduire, faire la cuisine, la lessive, le ménage, utiliser vos outils favoris ?*
- *Et porter, tirer, soulever ?*
- *Aurez-vous encore la force et l'endurance pour entretenir votre jardin dans la seconde partie de votre retraite ?*
- *Serez-vous capable de partir en voyage seul quand vous serez vieux ?*

C'est l'inquiétude de beaucoup de ceux qui détestent l'idée de vieillir. À quoi ça sert une vie plus longue, si on est vieux plus longtemps ?

Et si au contraire, on pouvait retarder, retarder encore, l'âge de la vieillesse. Si on pouvait préparer son vieillissement tout au long de sa vie afin d'être aussi bien à quatre-vingts ans qu'une personne de soixante ans aujourd'hui ? C'est un défi pour soi-même. Voici quelques moyens d'y parvenir.

Chapitre 1.

La décroissance

La période de croissance va de la naissance à vingt ans.
La décroissance commence ensuite.

Un mètre soixante-seize à vingt ans, mesure contrôlée sur le livret militaire.

Un mètre soixante-quatre à quatre-vingts ans.

Un mètre quatre-vingt-trois à vingt ans.

Un mètre soixante-treize à soixante-dix-neuf ans, et tout le monde disait de lui qu'il se tenait très bien et qu'il avait beaucoup de charme. C'était mon père et je l'ai vu avancer en âge. Moi qui étais plus petit que lui lorsque j'étais jeune adulte, je suis devenu progressivement plus grand au fur et à mesure que sa retraite avançait.

Un mètre cinquante-deux à vingt ans.

Un mètre trente-trois à quatre-vingt-six ans.

C'est une de mes patientes dont je suis avec intérêt le vieillissement. Elle n'est pas vraiment voûtée, elle est simplement âgée.

Un mètre cinquante-cinq à vingt ans.

Un mètre trente à cent ans.

C'est une grande-tante de mes enfants. Elle vit seule à son domicile et accueille toujours ses visiteurs avec le même sourire !

Non bien sûr ce n'est pas possible. On ne perd tout de même pas dix pour cent de sa taille en vieillissant. Regardez-vous aujourd'hui. Pensez à la taille que vous aviez à vingt ans. C'est la taille maximum que vous aurez au cours de votre vie. À quelques exceptions près toutefois, car certains jeunes adultes hommes poursuivent encore leur croissance jusque vingt et un ou vingt-deux ans. Mais ils sont rares.

Depuis, en fonction de votre âge, vous avez déjà perdu quelques millimètres ou peut-être quelques centimètres. Mais non, me direz-vous, mon médecin ou mon kinésithérapeute m'a mesuré dernièrement et ma taille est presque identique à celle que j'avais étant jeune adulte.

Allons, un peu de bonne foi ! Lorsque vous étiez jeune et que vous vous mettiez sous la toise, vous ne faisiez que peu d'effort, voir pas d'effort du tout pour être à votre taille maximale. Aujourd'hui, pour peu que vous ayez ajouté quelques dizaines à vos années d'enfance, vous devez faire un effort de redressement pour retrouver votre taille initiale sous la toise. Allez, ne vous le cachez pas, entre la taille mesurée sous la toise et votre taille réelle lorsque vous êtes debout et ne faites aucun effort pour vous redresser, il y a déjà une... petite, et peut-être même une... vraie différence.

Votre vraie taille aujourd'hui n'est pas la taille que l'on mesure quand vous vous redressez, c'est la taille avec laquelle vous vivez tous les instants de votre vie. Donc il est nécessaire d'être mesuré au repos sans effort de redressement.

Soyons francs avec nous-mêmes, vous avez, j'ai, bref la majorité d'entre nous avons, déjà perdu quelques millimètres... centimètres ?

Et cela ne va pas s'arrêter !

Effectivement, plus nous allons avancer en âge et plus notre taille va diminuer.

Réfléchissez un instant. Ne dit-on pas les « petits vieux » dans le langage commun ?

Et bien oui, c'est simplement parce qu'ils sont petits. Pour être dans la vérité, disons qu'ils sont redevenus petits après avoir été plus grands !

Mais non bien sûr, cela ne va pas vous arriver. Ou alors très tard dans votre vie. Bien sûr vous, et vous seul(e), allez être capable d'avancer dans la pyramide des âges en évitant ce désagrément de la vieillesse. D'ailleurs ce ne peut être vrai que le corps diminue puisque personne n'en parle. Il suffit de fermer les yeux sur cet avenir possible pour croire que cela ne vous concerne pas.

C'est un peu ce qui nous arrive à tous aujourd'hui. À force de nous vanter les jolis corps d'éphèbes et de nymphettes – c'est-à-dire ces jeunes de quinze à seize ans que l'on maquille outrageusement pour nous faire croire qu'ils ou elles en ont vingt-cinq à trente –, on efface de nous l'idée que notre corps vieillit un peu chaque jour. Ainsi on ne trouve pas, à l'exception des revues spécialisées, les conseils d'amis qui nous permettraient de préparer cette avancée en âge. Comme la presse n'en parle pas, comme la télévision évite le sujet – imaginez « un prime time » sur la transformation d'un visage sain en visage légèrement ridulé, puis franchement ridé – on a tous tendance à penser que cela n'arrive qu'aux autres, celles et ceux que l'on rencontre dans la rue.

Il y a bien, proches de nous, nos grands-parents. Mais on les aime tellement que leur vieillissement est signe de leur longévité, donc signe qu'ils sont toujours parmi nous. Peu nous importe qu'ils soient ridés, plissés, voûtés ou encore boiteux, puisqu'ils sont notre famille.

Effectivement, depuis trente ans que je pratique la kinésithérapie puis l'ostéopathie, je n'ai jamais lu un article médical, ni entendu une conférence sur ce sujet. Partout on me livre tous les secrets – s'il y en a ? – pour apprendre à mes patients comment vieillir en santé. On m'explique que la marche, le grand air, la pratique régulière d'un sport, sont le credo d'une retraite heureuse. La médecine s'occupe de soigner tous les petits bobos et les grandes maladies de la vie, et moi qui la juge de l'intérieur, je trouve qu'elle remplit sa mission le mieux possible. Mais pour ceux qui ne sont pas malades, ceux qui traversent la vie sans être éprouvés dans leur corps, aucune recette n'est donnée pour vieillir le mieux possible.

Il paraît que, comme les conditions de naissance, les conditions du vieillissement sont liées au hasard. Certains d'entre nous, tirés au sort par on ne sait quelle main innocente, bénéficieraient d'une retraite avec un corps en bonne santé, tandis que les autres, qui auraient tiré la mauvaise carte, auraient droit à un corps vieilli, voûté, ralenti et souffrant de mille désagréments à vous faire ruminer sur la décrépitude de la vieillesse du matin au soir.

Je ne suis pas d'accord. La retraite cela se prépare, et nous dit-on dès trente ans. Et bien la vieillesse aussi, et trente ans me paraît le bon moment pour commencer à y penser.

Je suis Masseur-Kinésithérapeute-Ostéopathe. Kinésithérapeute, de « kinésios » en grec, qui signifie « le mouvement » et de « therapeïos », qui veut dire « celui qui accompagne ». Un kinésithérapeute est donc celui qui accompagne le mouvement. Depuis plus de trente ans, j'accompagne ainsi mes patientes et patients au travers de toutes les difficultés et douleurs liées au mouvement ou à l'incapacité de mouvement. De cette expérience d'années de lecture des corps et d'écoute des souffrances, complétée par la lente maturation d'une réflexion sur le vieillissement humain, je vais tenter de vous apporter quelques idées originales.

Mon but n'est pas de vous effrayer en vous rappelant toutes les difficultés qui seront les nôtres lorsque nous vieillirons, mais plutôt de vous proposer des moyens, presque des recettes de base afin de remplacer cette « lente dégradation » que beaucoup considèrent comme inéluctable par une « belle vieillesse » au mieux de sa forme. Et il en ira des recettes que je vais vous proposer comme des recettes de cuisine, chacun les accommodera comme il le souhaitera.

N'oubliez pas que certains scientifiques pensent que le corps humain est fait pour vivre jusqu'à cent quarante ans. Déjà, on émet l'idée qu'une fille sur deux qui naît aujourd'hui dans des pays à haut niveau médical peut espérer vivre jusqu'à cent ans. Évidemment ce ne sera pas notre cas à tous. Mais je me rappelle qu'il y a cinquante ans, une personne de soixante à soixante-dix ans était considérée comme une personne âgée. Aujourd'hui je rencontre régulièrement des femmes de quatre-vingts ans en santé et tout à fait autonomes avec dans leurs projets bien d'autres choses à faire que de penser à vieillir. Ce sont les mêmes qui, dans cinquante ans, iront faire leurs courses seules, viendront partager le repas de leurs petits-enfants et sauront encore voyager à quatre-vingt-dix ans. Ne vous inquiétez pas Messieurs, quand on dit que le nombre de centenaires va doubler dans les vingt prochaines années, cela signifie qu'il y aura également deux fois plus d'hommes à pouvoir fêter un siècle d'anniversaires. Alors pourquoi pas vous, si vous êtes en santé ?

En quelques chapitres, nous allons découvrir le quotidien du corps en action. Puis nous ferons vieillir ce corps de dix ans en dix ans en découvrant les éléments essentiels de ce vieillissement. Enfin, pour chaque tranche d'âge, j'essaierai de vous apporter des réponses de kinésithérapeute et de vous éclairer sur ce qu'il faut faire pour vieillir en harmonie.

Ce que vous ne trouverez pas dans cet ouvrage

Tout ce que vous recherchez à propos de la médecine, des maladies et des moyens de se soigner. De nombreux auteurs, des médecins, dont de grands spécialistes, se penchent fréquemment sur ces questions. Il existe partout de très bons ouvrages de vulgarisation qui traitent des maladies et de leurs remèdes. Je n'ai pas la compétence pour écrire un ouvrage de plus sur ces sujets.

Vous ne trouverez pas non plus de conseils d'amaigrissement, de cuisine allégée, de déclaration anti tabac, anti bière, anti vin, anti cholestérol, etc. Il faudrait écrire une encyclopédie que personne ne lirait jamais. Vous êtes certainement assez adulte pour savoir si votre poids dépasse la moyenne souhaitée par rapport à votre taille et assez grand pour choisir vos excès en toxiques, aliments et drogues.

Ce que vous trouverez dans cet ouvrage

- Des explications sur la manière dont va évoluer votre corps avec les années. Peau, os, muscles, attitude, mouvement, nous allons détailler leur évolution.

- Des conseils différents selon que vous êtes homme ou femme, des exercices simples – mais non pas la gymnastique qui vous fait tant peur et vous répugne par les efforts nécessaires – mais de simples exercices d'entretien qui ne prendront pas plus de temps que de se laver les dents et trouveront place dans votre vie avec facilité.

- Des adaptations possibles de votre manière de vivre, d'utiliser cet outil qui est votre corps.

N'allez pas croire que seul le mouvement est nécessaire pour bien vieillir. Ne croyez pas non plus que je serai encore un parmi tant d'autres à vous expliquer qu'il faut marcher quarante-cinq minutes par jour, courir une heure par semaine, nager deux heures par mois, faire des abdominaux, des fessiers, des cuisses pour enfin vivre et vieillir en pleine forme. Je ne l'ai jamais fait. Je n'y ai jamais cru.

Ce que je crois est que nous sommes tous capables de mieux vieillir. Peu de choses sont nécessaires au corps pour qu'il passe les années en conservant beaucoup de ses capacités. Mon but est de vous faire découvrir que ce n'est pas le hasard qui décide avec quel inconfort ou confort vous allez vieillir, mais que vous êtes vraiment maître de la situation.

Que vous ayez aujourd'hui vingt ans, cinquante ans ou soixante-dix ans, vous trouverez ici des conseils qui vous permettront d'être mieux à tous les âges de votre vie future. L'essentiel est de ne pas perdre la capacité de réaliser demain ce que vous faites aujourd'hui.

Chapitre 2.

La peau, la graisse et l'eau

Un angoissé est celui qui rajoute du ruban adhésif
sur une enveloppe auto collante

La peau, ça vit comment ?

Anti anatomie

Imaginez un ballon d'environ cinquante centimètres de diamètre. Imaginez que ce ballon soit rempli d'eau aux trois quarts. Le reste, soit un quart, serait la base concentrée de toutes les cellules du corps, sang, muscles, os et tout ce qui constitue vos organes. Voilà de quoi est constitué le corps d'un jeune adulte. La peau est l'enveloppe, le sac qui enferme le tout. Chez la personne âgée, l'enveloppe est plissée. À l'intérieur du sac il n'y a plus qu'une moitié d'eau pour une moitié de composants cellulaires.

Parlons-en et essayons de comprendre. La peau, c'est soixante pour cent d'eau quand on est jeune et parfois seulement trente pour cent en vieillissant.

Si vous pesez soixante-dix kilogrammes et que vous avez entre vingt et trente ans, votre corps est constitué de cinquante-deux litres d'eau. Si vous pesez cinquante kilogrammes au même âge, votre corps est constitué de trente-sept litres d'eau.

Si vous avez quatre-vingts ans aujourd'hui et que vous pesez soixante-dix kilogrammes, votre corps est constitué de trente-cinq litres d'eau. Si vous pesez cinquante kilogrammes, votre corps est constitué de vingt-cinq litres d'eau.

De quoi est constituée la peau ?

« *La peau est formée de trois couches superposées : l'épiderme en surface, le derme en dessous et l'hypoderme en profondeur. Chaque couche est faite d'un ensemble de cellules, les kératinocytes, les cellules de Langherans, les mélanocytes, les adipocytes...* »

Trop compliqué ? Je recommence. Imaginez un hamburger retourné sur un os. L'os c'est le squelette. Au-dessus, le steak, ce sont les muscles. Au-dessus une couche de fromage, la graisse contenue dans la couche profonde de la peau. Au-dessus encore le pain. La mie correspondrait aux cellules contenues dans le derme. La croûte serait la couche superficielle desséchée. Voilà une manière anti-anatomique d'imaginer la peau.

Sauf qu'elle est vivante ! Ce qui signifie que la peau n'est pas inerte. Au contraire elle est toujours en activité. Que fait-elle ? Elle fabrique des briques. La peau est constituée d'un empilement de briques cellulaires renouvelées en permanence. Pour une surface de un centimètre carré, comptez environ trois millions de cellules. Ces cellules sont fabriquées dans la couche profonde et montent progressivement vers la surface.

Comment cela se fait-il ? Selon le même principe que tout ce qui pousse dans le corps, donc par exemple les cheveux ou les ongles. Lorsque vos cheveux sont trop longs, vous les coupez. Si vous ne les coupez pas, ils deviennent secs et cassants.

Ils se dédoublent et sont alors fourchus aux extrémités. Puis ils tombent. C'est pareil avec vos ongles. Quand ils sont proches de leur longueur maximale, ils deviennent blancs. Cela signifie que le sang n'y circule plus. Vous pouvez les utiliser comme des pinces ou les décorer pour faire la jolie. Si vous les laissez plus longs encore, ils vous gêneront dans vos mouvements et vous feront perdre la possibilité d'utiliser la sensibilité de la pulpe des doigts. Donc quand ils sont trop longs, ils deviennent secs eux aussi et finissent par casser naturellement.

Le phénomène est le même pour la peau. La surface de la peau est en réalité constituée de vieilles cellules. Elles sont abandonnées à la surface du corps après environ trois semaines de vie active. Le sang n'y circule plus. Ces cellules deviennent sèches et s'envolent naturellement de la surface du corps. Chaque jour quelques millions de cellules sont ainsi éliminées. L'intérieur de nos vêtements et les draps de nos lits en recueillent une grande partie en abrasant la surface lors des mouvements du corps. Nous en évacuons quand nous nous grattons. La toilette est le moment privilégié pour en éliminer une autre partie.

Pour être complet, j'ai oublié de vous parler du ciment qui tient les briques entre elles et permet à la peau d'être une structure solide. Ce ciment est fait de molécules de lipides. C'est de la graisse tout simplement. Hélas, trois fois hélas, les cellules graisseuses ou adipocytes ne sont pas éliminées en permanence. Elles ont même une grande facilité à attirer d'autres cellules graisseuses ! Nous en reparlerons.

À quoi sert-elle ?

La peau est un organe. Comme le cœur, les poumons ou les reins, la peau a un rôle important à jouer à chaque instant de notre vie. C'est une usine qui travaille en permanence.

Surface de l'entreprise : deux mètres carrés.

Activités :

- garde du corps,
- climatisation,
- relations publiques,
- respiration.

Structure : société indépendante.

Succursales : suit le phénomène de mondialisation.

Meilleure amie : l'eau, celle qui est captée en profondeur.

Meilleur ami : le soleil, celui qui favorise la production de vitamine D.

Plus grande ennemie : l'eau, celle qui décape la surface.

Plus grand ennemi : le soleil, celui qui brûle la deuxième couche.

Un produit de qualité toujours renouvelé, jamais recopié. La peau est naturellement belle. La peau est souple. En chaque endroit du corps il est possible de la décoller. On peut la soulever et la tordre aisément sans révéler de douleur. Quand on relâche la peau, elle reprend sa place et reprend la forme des os ou des muscles situés en dessous.

La peau est élastique. Elle se laisse étirer par les mouvements du corps. Quand vous vous penchez en avant, la peau de votre dos peut s'étirer de plus de dix centimètres. Chez une femme enceinte la peau du ventre multiplie naturellement sa longueur par quatre.

La peau, garde du corps

La peau est un bouclier. À la manière du préservatif qui nous enveloppe lors des rapports sexuels, la peau nous protège de l'environnement extérieur. Elle nous isole de la poussière et autres saletés que nous côtoyons souvent involontairement. Elle permet d'éviter un contact dangereux avec d'autres organismes vivants qui peuvent être porteurs de germes ou recevoir les nôtres. C'est une barrière face aux bactéries et aux virus que nous rencontrons.

La peau est une structure anti choc. Elle est entièrement déformable. Avec un avantage, elle a une mémoire de forme. Si vous appuyez votre avant-bras sur le bord d'une table, l'empreinte du meuble va s'imprimer sur la peau. Quelques instants après avoir relâché l'appui, elle retrouve sa surface lisse habituelle et la marque disparaît. Quand vous restez assise ou assis pendant des heures, la graisse contenue dans la peau est utile. Elle protège vos fesses et vous donne du confort.

La peau, isolant thermique avec climatisation intégrée

La température interne du corps est de trente-sept degrés. La température de la peau est de trente-trois degrés. Cela veut dire que tout contact de la peau avec un élément externe dont la température est inférieure à trente-trois degrés est ressenti comme froid et tout contact avec un objet dont la température est supérieure à trente-trois degrés est reconnu comme chaud.

La peau est à la fois une réserve d'eau et une réserve de graisse. L'eau est nécessaire pour qu'elle puisse réaliser son rôle de climatisation et de refroidissement du corps. La graisse est également nécessaire pour qu'elle joue son rôle d'isolant thermique. Oui, je sais, hélas, trois fois hélas ! Sans eau et sans graisse, pas de survie possible.

Quand les premières chaleurs arrivent, le corps perd de l'eau en transpirant. Puis en cours d'été, le corps évacue sa graisse par les pores de surface. À cette saison, nous sommes naturellement beaux avec un minimum de graisse. C'est la bonne période pour aller parader en maillot aussi dénudé que possible. Arrive la rentrée et nous allons acheter de nouveaux vêtements à notre taille d'été.

En fin d'année, nous reconstituons notre stock de graisse en prévision des grands froids possibles. L'hiver, cette graisse surajoutée est un manteau protecteur. Au printemps suivant, les premiers soleils nous font ressortir nos vêtements d'été que nous trouvons irrémédiablement trop petits ! Les magazines nous rappellent alors qu'il nous faut d'abord perdre la graisse hivernale avant de nous habiller de tenues plus légères. Et bien sûr, comme chaque année, ma femme me rappelle qu' « elle n'a plus rien à se mettre ! » La vôtre aussi ? Ouf, je ne suis pas seul !

La peau, service de relations publiques

La peau inspire. La peau expire. La peau respire. Bien sûr, il ne faut pas y rechercher un rythme régulier comme dans la respiration pulmonaire. Il faut imaginer un processus d'échange.

Quand elle expire, la peau sue. Elle évacue, par sa surface, ses excès de sébum, de la graisse, des phéromones, et surtout de l'eau. La peau peut alors avoir différentes odeurs.

Rappelez-vous la première fois qu'il ou elle a pris votre main. Vous aviez attendu ce moment plein d'espoir. Ce premier contact physique fut un moment inoubliable. Pendant combien de temps avez-vous gardé sa main dans la vôtre ? Les doigts qui s'approchent, se cherchent puis s'enlacent. Les mains qui restent collées l'une à l'autre sans vouloir se séparer ! Que se passe-t-il entre deux peaux qui se touchent ainsi ? Quelles informations sont ainsi échangées directement au niveau des cellules ? Y aurait-il là un mode de reconnaissance, une mise en mémoire dans les tissus ? Toucher, c'est laisser un peu de soi. C'est donner à l'autre quelques-unes de ses vieilles cellules de surface. Toucher, c'est aussi prendre à l'autre quelques-unes de ses cellules. La peau est un organe d'échange par le toucher.

Rappelez-vous la première fois que vous l'avez embrassé. Votre bouche est venue au contact de sa main, de sa joue, de son cou ou de sa bouche. Embrasser, c'est aussi déposer quelques cellules de soi-même sur la peau de l'autre. Embrasser, c'est également prélever quelques cellules de l'autre. L'aspiration, même minime réalisée à ce moment permet d'aller quelques microns plus loin dans la profondeur de la peau de l'autre et de prendre quelques cellules plus jeunes. Embrasser, c'est déjà pénétrer le corps de l'autre pour le goûter.

Sans oublier les odeurs. Quelles odeurs émettez-vous quand vous êtes en colère, en désamour ou au contraire en harmonie ou amoureuse ? Votre peau change d'odeur selon vos sentiments. Bien sûr, vous n'êtes pas une fleur, et encore ? Votre peau sait se faire la plus agréable possible et émettre différentes odeurs. Comment cela se passe-t-il ? La peau émet par la transpiration un subtil mélange d'eau, de sébum et de phéromones. Les phéromones sont à l'origine de modifications humorales et vous transforment en une personne tout à fait attirante ou au contraire tout à fait repoussante selon le moment. Enfin, c'est ce qui se dit... Vous n'êtes pas obligée de trouver attirante l'odeur du mâle après deux heures de sport, même si le mâle trouve votre parfum des plus attirants ! Et que dire de l'odeur du mâle ou de la femelle au petit matin après une nuit à danser sur des rythmes endiablés en ingurgitant whisky, bière ou autre boisson alcoolisée ? Car ce que nous avons mangé et bu dans les heures précédentes influence nos odeurs naturelles et nous ne connaissons pas encore les aliments qui font les peaux d'odeur agréable.

Sans omettre non plus la couleur. Vous rougissez de plaisir. Vous pâlissez dans la difficulté. Le stress aussi modifie la couleur de votre peau. Comme les animaux, vous utilisez les couleurs pour dire à vos proches les plaisirs et difficultés de votre vie ! C'est une autre manière de s'exprimer sans les mots.

« *Et la tendresse bordel ?* » Pensez encore au contact de la peau de l'autre contre votre peau. Croyez-vous que la tendresse s'arrête à une main unie à une autre ou à de doux regards. Pensez aux nuits passées l'un contre l'autre pendant dix ans, trente ans, cinquante ans. Combien d'informations circulent entre les corps qui viennent se coller l'un contre l'autre pendant la nuit et ceci pendant des années ?

Et l'amour dans tout cela ? La caresse d'une main sur votre joue. La caresse d'une main qui descend de la nuque vers vos épaules. La caresse d'une main sur un genou ou une cuisse. La caresse d'une main sur un sein ou un ventre. Et plus si affinités ! Pensez à la peau que l'on caresse, à la peau que l'on aime, à la peau que l'on désire quand on désire le corps de l'autre, à la peau que l'on aime quand on aime l'autre ! La peau est également un lieu de plaisir et d'amour.

Et vous croyez encore que tout passe par le regard ?

La peau est votre agent relationnel de contact. En plus de nos mimiques, de nos attitudes, des mots que nous échangeons, la peau est également un lieu d'informations que nous donnons aux autres. C'est une véritable agence de relations publiques qu'on ne peut faire mentir. Aimez votre peau. Prenez en soin. C'est votre agence de communication.

La peau, organe de la respiration

Quand elle inspire, la peau goûte tout ce qui est à son contact : la peau d'un ou d'une autre qui vous touche, le médicament qui est délivré par un patch, les produits dangereux aussi que vous pouvez utiliser.

Certains produits restent dans la couche supérieure du derme. S'ils sont reconnus comme nocifs ou mal venus, ils déclenchent une irritation : la peau se met en colère, elle devient rouge. Pour vous dire combien elle est mécontente, elle vous démange. Pour la calmer, vous êtes obligé de la caresser, de lui rappelez que vous l'aimez et prenez attention à elle. La peau en veut plus ! Une marque de tendresse ne lui suffit pas.

Elle veut que vous la touchiez, plus encore, plus profond encore, pour lui montrer votre amour. Alors vous la grattez. La peau devient contente. Elle se détend, se calme et se fait à nouveau oublier. Une autre fois vous saurez que tel produit ne lui plaît pas.

La peau aspire donc tout ce qui est à sa surface. Attention, c'est un bon garde du corps mais elle n'est pas totalement imperméable. Certains produits peuvent passer la couche de graisse protectrice. C'est le cas des médicaments délivrés par les patchs. Ils sont conçus pour entrer dans le corps par la peau. C'est la même chose avec les produits toxiques. Si vos mains ou telle autre partie de votre corps sont en contact prolongé avec un produit dangereux et si ce produit est capable de passer la barrière de graisse, il pénètrera le corps. La peau ne réagit pas toujours. Pas de colère, pas de rougeur, pas d'irritation : vous n'êtes pas informé de l'ennemi qui vient de rentrer et va polluer votre corps. Parfois, l'irritation est passagère. Elle apparaît au début, les premières fois que vous utilisez ce produit. Puis, si vous utilisez ce produit de temps à autre dans votre travail, régulièrement pour faire votre ménage ou encore pour bricoler, la peau va s'habituer à être ainsi traversée par ce toxique. Comme vous le dites si bien : « *J'utilise tel produit car je m'y suis bien habitué !* » Et si au lieu de vous y habituer, c'était la peau qui avait fini, après quelques utilisations, par ne plus réagir au passage du toxique ?

Structure : société indépendante

La peau est un État indépendant dans le corps. Elle a son propre mode de communication, nous venons de le voir. Elle dispose également d'un cerveau autonome. Certains le nomment le deuxième cerveau.

Lorsque la peau est éraflée en surface, coupée jusqu'au derme ou dans sa profondeur, elle se reconstruit à l'identique. C'est le phénomène de cicatrisation. Ce processus, lorsqu'il reste localisé, est réalisé sans intervention directe du cerveau.

La peau dispose d'un autre argument de défense : elle gonfle. Elle accumule de l'eau, des globules blancs et des cellules graisseuses en surface à l'endroit même où un agresseur a souhaité pénétrer. L'œdème ou gonflement localisé bloque la substance toxique au lieu de pénétration et l'empêche de se disperser à l'intérieur du corps.

La peau est donc un organe qui possède son propre système de direction. Elle est capable de se fermer à une effraction étrangère, de protéger sa surface en la rendant imperméable, d'enfermer un ennemi dans un œdème ou de s'ouvrir à ce qu'elle aime.

Succursales : les différents types de peau

Les hommes n'ont pas tous la même peau. Bien sûr, vous ne croyez que ce que vous voyez. Vous avez tort... Ne faites pas attention à la couleur ! C'est juste une peinture ou une décoration.

À l'origine, il y avait sur la planète une seule fabrique de peau, celle de l'*homo sapiens-sapiens*. Un peu plus tard dans l'évolution, il a fallu fabriquer des produits différents en fonction des conditions climatiques du lieu et des besoins de protection de la peau face au soleil.

Vous pouvez avoir la même voiture que votre voisin avec une couleur différente. Ce sera pourtant le même véhicule. Vous pouvez avoir une couleur de peau différente de celle de votre voisin et pourtant avoir la même peau.

Votre voiture peut avoir des options différentes de celles de votre voisin. Ces options ne se verront pas avec les yeux et pourtant modifieront totalement votre mode de conduite. Donc si la voiture de votre voisin a la même couleur que la vôtre, cela ne signifie pas que c'est la même ! Pour la peau c'est pareil. Vous pouvez avoir deux couleurs de peau différentes et pourtant avoir la même peau. Par contre deux personnes qui ont une couleur de peau identique sont souvent très différentes dans leurs gênes.

On a défini sept types de peau en fonction de leur capacité à recevoir les rayons du soleil.

- Les albinos, peau blanche et pâle : ils ne peuvent pas bronzer.
- Les roux et les blonds pâles : ils brûlent mais ne bronzent pas.
- Les blonds aux yeux clairs : ils attrapent des coups de soleil en premier. Ils bronzent difficilement ensuite.
- Les châtains aux yeux clairs ou les bruns : ils attrapent d'abord des coups de soleil, puis finissent par un joli bronzage.
- Les vrais bruns aux yeux foncés et à la peau mate : ils bronzent sans brûler.
- Les asiatiques, méditerranéens ou métis à peau mate : leur peau déjà bronzée ne prend que peu de hâle. Une surexposition peut tout de même leur faire attraper des coups de soleil.
- Les noirs : en l'absence de soleil pendant une longue période, ils développeront des coups de soleil lors des premières expositions.

Aujourd'hui, la peau humaine suit le phénomène de mondialisation. On retrouve les différents types de peaux dans tous les endroits de la planète. Des peaux blanches prennent le soleil sous les tropiques et sont en danger de brûlure. Des peaux mates ou noires vivent au niveau du cercle polaire avec des cellules mélaniques inutilisées.

La peau, ça vieillit comment ?

Ça maigrit, ça colle et ça tache. Soyez heureuse, soyez heureux, voilà enfin une chose dans le corps qui maigrit en vieillissant sans faire d'effort ! Ne vous réjouissez pas trop vite pour autant car vous n'allez pas pour autant perdre votre graisse favorite.

En réalité la peau ne maigrit pas vraiment, elle s'amincit. C'est sa manière de vieillir. La peau perd six pour cent de son épaisseur tous les dix ans. Elle devient de plus en plus fine, perd sa couleur et est plus pâle. L'enveloppe protectrice du corps est plus fragile.

La peau colle en profondeur. La graisse fait l'effet d'une colle. La peau devient adhérente aux muscles ou aux os situés en dessous. Avec les années, il devient difficile puis impossible de décoller la peau de la surface du corps. Le mouvement est alors limité.

La peau se tache. Le nombre de cellules de mélanine diminue de dix pour cent tous les dix ans. Lorsqu'elle ne dispose plus de mélanine en quantité suffisante pour se reproduire la peau se protège par des taches brunes. Ce sont des cicatrices ! Elles apparaissent quand la dose de soleil maximum a été atteinte.

Plus grande ennemie : l'eau

- Êtes-vous du matin ? Au saut du lit, vous entrez dans votre douche. Vous faites couler l'eau sur votre peau. Vous tendez la main vers votre savon habituel. Puis vous répandez avec plus ou moins d'ardeur la mousse du savon sur tous les endroits du corps. Souvent vous frottez avec intensité pour éveiller vos muscles. Certains stimulent la peau à l'aide d'un gant de crin ou d'une brosse adaptée sans utiliser de savon. Puis, souvent, vous parfumez, déodorisez et appliquez une couche de crème avant de vous habiller et de commencer votre journée.

- Êtes-vous du soir ? En fin de journée, vous entrez dans votre douche. Vous faites couler l'eau sur votre peau. Vous tendez la main vers votre savon habituel. Puis vous répandez avec plus ou moins d'ardeur la mousse du savon sur tous les endroits du corps. Souvent vous frottez avec intensité pour nettoyer votre peau de toutes les traces d'une journée. Certains la stimulent à l'aide d'un gant de crin ou d'une brosse adaptée sans utiliser de savon. Puis, souvent, vous parfumez, déodorisez et appliquez une couche de crème avant de vous coucher ou de commencer votre soirée.
- Êtes-vous du matin et du soir ? Au saut du lit, vous entrez dans votre douche. En fin de journée, vous entrez dans votre douche. Vous aimez le contact de l'eau qui coule sur votre corps. Vous aimez une peau propre et ne supportez pas vos propres odeurs. Vous pensez que lavée souvent, votre peau est plus saine et vous protège mieux. Vous vous trompez ! À chaque lavage vous enlevez la couche supérieure de la peau. Effectivement vous avez la peau claire et nette. Vous avez aussi la peau plus fragile !

La couche superficielle de la peau est une barrière. Iriez-vous manger un fruit s'il vous était vendu déjà épluché ? Non, car vous craindriez qu'il soit contaminé par des germes. C'est la même chose avec une peau trop souvent nettoyée. Les virus et bactéries ont désormais une porte de moins à franchir avant de pénétrer votre corps. Votre peau, lavée et relavée, ne vous protège plus. Trop d'eau et votre peau perd ses qualités de protection.

La règle est de réaliser un grand lavage par jour. Bien sûr après un effort physique, après avoir transpiré abondamment, les jours de grandes chaleurs ou si vous avez été au contact de poussières ou de saletés, il est sain de laver le corps. Et pour que votre peau continue à jouer son rôle de barrière protectrice, mieux vaut une fois que deux !

Vous voulez vieillir plus vite ? Vous attendez avec bonheur vos premières rides ? Vous espérez une peau qui soit plus sensible aux coups de soleil ? Vous souhaitez ouvrir l'accès de votre corps aux bactéries, virus et à tous les polluants que vous rencontrez dans la journée. J'ai une recette pour vous. Prenez chaque jour un bain dans une eau bien chaude et prélassez-vous. Mieux qu'un gommage, mieux qu'un gant de crin, plus efficace encore que trois douches par jour, vous ferez un décapage quotidien de la surface du corps et découvrirez alors que l'eau peut être une des plus grandes ennemies de la peau !

Plus grand ennemi : le soleil

Le linge exposé au soleil perd sa teinte. Votre voiture perd sa belle couleur d'origine avec les années. Votre peau fait la même chose. Trop exposée, elle perd sa teinte avec les années. Elle devient plus terne et plus claire.

Le soleil accélère le vieillissement de la peau de deux manières. Les coups de soleil de l'enfance, puis à tous les âges de la vie, sont des brûlures. Le soleil brûle la deuxième couche. Les cellules de protection sont alors détruites. Vous fabriquez des radicaux libres en excès. Vous vieillissez.

Les expositions au soleil régulièrement pendant de nombreuses années obligent la peau à utiliser son capital de mélanine. Vous naissez avec une réserve de mélanine pour une vie entière. Une fois ce capital épuisé, la peau ne saura plus vous protéger efficacement. Elle réagira à toute exposition solaire prolongée par des réactions inadaptées. Vous verrez alors apparaître sur votre visage, sur la peau de vos avant-bras puis sur tout le corps, des taches plus foncées, plus grandes que vos jolis grains de beauté ou vos taches de rousseur de l'enfance. Sur les jambes, des pertes de couleur, donc de dépigmentation, apparaissent laissant des marques blanches par endroits.

Pour éviter les rides précoces, il faut éviter le soleil intense. Exposez-vous chaque été depuis l'enfance et vous verrez apparaître vos premières rides avant quarante ans. Les quatre heures du soleil de midi sont les pires pour la peau. Il faut à tous les âges éviter de s'exposer pendant ce temps.

Votre peau est un capital. Vous n'en avez qu'une. Vous devez faire votre vie entière avec. Autant en prendre soin.

La peau, ça s'entretient comment ?

Meilleure amie : l'eau

L'eau est réellement la meilleure amie de la peau. Il est obligatoire de lui donner à boire. Nous sommes comme les plantes. Nous devons puiser l'eau à la racine, c'est-à-dire dans le corps. Tout dans l'organisme circule par les liquides, sang et lymphe en priorité. La circulation des liquides nettoie la peau comme le reste du corps.

Vous n'iriez pas nettoyer votre surface de travail avec de l'eau sale. Au contraire, vous faites circuler une eau claire pour évacuer la saleté. C'est la même chose quand vous renouvelez l'eau de votre corps : vous le nettoyez en profondeur. L'apport d'eau permet également de régler la température en permettant la transpiration. L'eau est le lieu de vie des cellules de l'organisme depuis le cerveau jusqu'aux os. Quand le corps manque d'eau, il vieillit plus vite. Il faut boire !

Meilleur ami : le soleil

Le soleil est réellement le meilleur ami de la peau. Lorsque vous vous exposez au soleil, la peau réagit. Elle utilise le cholestérol contenu dans ses tissus pour synthétiser de la vitamine D. La vitamine D est celle qui favorise la croissance et la solidité de nos os.

Le soleil est donc un allié de notre santé. Oui mais ! Ne croyez pas que le fait de vous installer au soleil dans une chaise longue sur une plage va faire baisser votre taux de cholestérol. L'inactivité le fera certainement augmenter. Le taux de cholestérol qui remonte inexorablement avec ce que vous mettez dans votre assiette est celui qui est nocif. Le bon cholestérol sert dans la production de vitamine D.

Oui mais ! Ne croyez pas qu'il faut passer des journées entières au soleil pour produire la vitamine D. Il suffit d'exposer dix centimètres carrés de peau pendant dix minutes, un jour sur deux pour produire la quantité de vitamine D nécessaire à l'organisme.

Autre meilleure amie : la peau de l'autre

L'amour et la tendresse sont les meilleurs médicaments du corps. Il est aujourd'hui prouvé qu'aimer et être aimé sont les deux plus grands facteurs de longévité. Chaque personne qui donne et reçoit de l'amour renforce ses défenses immunitaires, améliore ses capacités de défenses face aux maladies et augmente sa durée de vie.

La peau est sensible à l'amour. La peau prend comme une information positive chaque minute de tendresse partagée. Chaque main tendue avec le sourire ou chaque baiser déposé sur elle équivaut sans doute à quelques minutes ou quelques heures de vie supplémentaires.

La peau de l'autre, c'est celle qui vient se câliner contre moi et mélanger sa peau à la mienne au cours de la nuit. Elle est plus proche encore pendant l'amour. La peau amoureuse de l'un donne du plaisir à la peau de l'autre. Le maximum est atteint quand les peaux, dans une fusion intense et prolongée, conduisent à l'orgasme.

Le toucher amical et le massage sont aussi des manières de donner ou de recevoir. Quelles barrières avez-vous mis autour de votre peau pour qu'on ne puisse plus désormais vous toucher ? Une main posée sur une épaule sera dans certains pays reconnue comme un signal d'amitié et dans d'autres comme une agression sexuelle ! Un massage proposé à un ou une collègue, ami ou amie, après une journée particulièrement stressante sera, selon le lieu où l'on se trouve sur la planète, considérée comme une offre de relaxation ou bien une invitation à une rencontre sexuelle.

Pourquoi refuser ce qui est bon pour soi ? Notre monde est-il ainsi orienté uniquement sur le sexe ? Ne croyez-vous pas qu'il est temps de retrouver les plaisirs de la peau, du contact de l'autre. Apprenez à retrouver le bonheur d'être touché, massé, enveloppé d'huile ou de crème ou encore parfumé de quelques gouttes d'une senteur orientale. Acceptez de laisser la peau de l'autre envahir votre peau et faire naître en vous des sensations de repos, d'apaisement et de détente profonde. Le massage est une bonne manière de s'abandonner. Prendre soin de soi est un facteur de longévité. Ne vous en privez pas !

Votre peau est votre agent de communication. La peau est visible tout de suite et indique clairement l'âge. Les premiers signes du vieillissement se lisent dans la peau. On a l'âge de ses artères. C'est vrai, mais les artères ne se voient pas au premier coup d'œil. Une belle peau est signe de santé et de jeunesse.

Prenez soin d'elle. Aimez-la, massez-la, reposez-la, protégez-la, hydratez-la. Une belle peau est aussi une peau bien nourrie. Les fruits, les légumes et les produits de la mer sont les meilleurs aliments pour garder longtemps une peau jeune. Ne les oubliez pas !

Dormir pour faire peau neuve. C'est une idée originale et c'est une idée de plus pour bien vieillir. Pendant le sommeil, la peau travaille pour vous. Elle se renouvelle. Elle se reconstruit. Elle cicatrise. Une nuit de sommeil et vous voilà plus jeune.

Chapitre 3.

Les os, les cartilages et les disques

Alors comme ça, je ne mesure pas toujours la même taille !

Le squelette, ça vit comment ?

Le squelette, une église gothique !

Comment est construit le squelette ? Est-ce un empilement d'os ?

Le corps serait fait de tubes emboîtés les uns dans les autres. Sur deux grands piliers, on aurait posé le bassin. Celui-ci supporterait un mât. En haut du mât, un cintre auquel on aurait suspendu deux grands bras très mobiles avec des pinces capables de prises très précises. En haut une boule qui aurait pour rôle de contenir l'ordinateur central.

Moment incontournable quand on commence à parler du corps, le squelette. C'est la base de l'architecture. Notre corps est constitué de 208 os. Ils sont tous de formes diverses. Plus on rentre dans le détail des os, plus on trouve de complexité. À l'épaule, par exemple, l'omoplate part dans tous les sens, présente un bec surmonté d'un long cou où s'accrochent les muscles du bras, un creux articulaire bien petit au creux duquel on aimerait se nicher et une surface osseuse triangulaire que certains considèrent comme les restes des ailes que nous avions quand nous étions des enfants sages comme des anges.

La colonne vertébrale est faite de trente-trois vertèbres. Les plus grosses sont en bas et les plus fines en haut. Il n'y a pas deux vertèbres pareilles. Il y a au total cent trente-trois os, tous différents à décrire. Si cela vous passionne, prenez un bon livre d'anatomie. Il n'est pas besoin de connaître l'anatomie de son corps par cœur pour comprendre comment il va vieillir ! Il est plus intéressant de comprendre l'artiste créateur.

Regardez les jambes et le bassin. Nous avons ici deux colonnes articulées aux genoux. Elles portent chacune un demi-bassin. Cette description est très classique. Il y a autre chose à voir. Les tibias comme les fémurs sont des colonnes romaines. En haut il y a une voûte gothique du plus bel effet. Au centre, le sacrum, os préféré des ostéopathes, pièce sacrée par excellence, c'est la clé de voûte. Ça y est, vous avez compris. Notre corps est construit comme un bâtiment antique !

En regardant les os de près, on voit des zones plus denses, des lignes courbes renforcées et très dures : les travées osseuses. En certains endroits, ces travées rencontrent les travées de l'os opposé réalisant de véritables croisées d'ogives. Ailleurs, les arcs osseux semblent brisés : les arcs-boutants. On retrouve les nombreuses tubérosités où viennent s'accrocher les muscles : les contrebutements, reports de poussées qui permettent de reporter les efforts et allégent la structure. En d'autres endroits on découvre des contreforts qui renforcent l'édifice. Construit de cette manière, ce n'est certes pas du roman. C'est du gothique. Que dis-je ? Du gothique flamboyant !

Votre squelette, c'est une cathédrale gothique.

Mieux encore, votre corps est conçu pour être mobile. Les bras se lèvent. Les mains prennent avec précision des objets fins. Elles sont capables de porter des charges lourdes. Les jambes se déplacent et vous permettent de marcher. Votre corps, c'est une cathédrale qui marche !

Ce squelette est une création fantastique. Toujours copié par l'homme mais jamais égalé jusqu'ici !

Oublions un peu nos basses besognes et ayons un instant de respect pour la pensée qui a conçut un tel édifice. Imaginez une colonne d'église qui puisse se fléchir en avant, en arrière, vers la droite ou vers la gauche. Imaginez le merveilleux mécanisme qui a été fabriqué dans un espace si petit !

En plus il pense, il rit et il jouit. N'est-ce pas extraordinaire ?

Le cartilage, clé du mouvement

Les os sont donc conçus pour s'articuler entre eux. Pour aider aux glissements, chaque os est recouvert d'une couche de cartilage. C'est une surface de contact, lisse, très dure, qui est prévue pour durer un temps étonnamment long correspondant sans doute à notre longévité réelle. Ces cartilages, en effet, selon les auteurs, auraient une longévité moyenne de cent quarante ans ! Donc les os glissent les uns contre les autres en étant protégés de l'usure.

Les disques intervertébraux, petits bijoux de l'anatomie

La question est : « À partir d'un empilement d'os comme les vertèbres, comment créer un mouvement :

- qui soit souple, pour mettre son pied dans sa bouche quand on est enfant,
- qui résiste au port de charges parfois bien trop élevées : le réfrigérateur descendu dans l'escalier lors du dernier déménagement,
- qui supporte la fatigue d'heures passées sur sa chaise devant l'écran d'ordinateur,

- qui reste stable quand on est déséquilibré par l'enfant qui vous saute dans les bras en revenant de trois semaines de colonie de vacances,
- qui soit très rapide pour renvoyer la balle sur un « smash »,
- qui soit très précis quand on fait un « swing » au golf,
- et qui soit reproductible pendant au moins un siècle ?

C'est une question de mécanique appliquée à la colonne vertébrale. Il suffit d'insérer entre chaque vertèbre un coussinet qui puisse accepter la charge quand on se penche en avant ou quand on porte sur le côté. Ce coussinet doit être souple pour que le mouvement soit confortable. Il doit être élastique pour se laisser déformer et reprendre ensuite sa forme initiale, ce qu'on appelle aujourd'hui avoir une « mémoire de forme ». Il doit être inusable ou se reconstruire en permanence pour passer les années. Ce coussinet est le disque intervertébral. Comme les amortisseurs sur votre voiture, les disques intervertébraux sont les amortisseurs du mouvement de la colonne vertébrale.

Intervertébral, avec un nom comme celui-là, c'est comme les doigts entre les portes. Ça doit se coincer si on n'y fait pas attention ! C'est tout à fait vrai. Voilà pourquoi certains d'entre nous ne découvrent la présence de ces disques que le jour où ils en coincent un entre deux vertèbres.

Le disque intervertébral peut être comparé à une roue de voiture. Autour il y a le pneu, élément très résistant, faiblement élastique avec un taux d'usure faible : le pourtour du disque est une structure très dense, constituée de quatre-vingts pour cent d'eau et pourtant prévue pour vivre plus de cent vingt ans avec un entretien correct. Au centre du pneu, au lieu de la roue, imaginez une chambre à air. Dans le disque, on nomme noyau cette partie centrale constituée d'une poche entièrement liquidienne. Voilà notre amortisseur prêt à fonctionner.

Quand vous vous penchez en avant pour soulever une charge, la colonne vertébrale se plie. Les disques se laissent écraser pour vous permettre un mouvement agréable et harmonieux. Le noyau de chaque disque se déforme. Il est pincé en avant et s'ouvre largement en arrière. Quand vous vous redressez, le disque reprend sa forme initiale. Ce phénomène existe dans tous les disques intervertébraux. Vous pouvez recommencer autant de fois que vous le souhaitez, c'est toujours le même mécanisme qui se répète.

Quand vous vous penchez sur le côté ou quand vous portez une charge lourde d'un seul côté, ce sont les disques qui assurent la répartition des charges en déplaçant leurs noyaux du côté opposé. Si vous sautez, si vous soulevez une charge très lourde, ce sont encore vos disques qui se laissent écraser. À chaque mouvement du corps les disques intervertébraux se modifient, se laissent comprimer et reprennent ensuite leur forme normale de repos, prêts au mouvement suivant.

Dans certains cas, vous usez et abusez de ce mouvement. Les disques sont trop sollicités. Ils ne vont plus reprendre exactement leur forme initiale. Les disques laissent échapper un peu du liquide qui les constitue dans la zone située alentour. C'est le mécanisme de la crevaison lente. Ils vont alors perdre un peu, un tout petit peu de leur hauteur. Vous finirez la journée avec quelques millimètres de moins ! Pas d'inquiétude, le lendemain matin, vous aurez récupéré votre taille habituelle.

Le squelette, ça vieillit comment ?

Un os, ça vieillit comment ?

Un os ne s'use pas. C'est la partie du corps qui a été prévue pour durer le plus longtemps. Comme les cathédrales gothiques, dans de bonnes conditions de conservation, on peut le retrouver plusieurs siècles plus tard. C'est d'ailleurs ce que font les paléontologues qui recherchent les ossements humains partout sur la planète en quête du passé de l'humanité.

L'os est inusable. Il est par contre en perpétuelle reconstruction. Il y a dans le cerveau de l'os un maçon qui en permanence rebâtit, consolide et est même capable de reconstruire à neuf en cas de fracture.

Avec les années, en fonction de votre travail, des efforts physiques que vous réalisez, de la répétition fréquente de certains gestes, l'os est soumis à des contraintes qui vont le fragiliser. Quand nous vieillissons, notre maçon intérieur vieillit aussi. D'une part il n'a plus assez de matière en stock pour reconstruire aussi solide, d'autre part, il travaille moins souvent. Résultat, les os sont moins denses. En certains endroits, il peut même exister des trous, minimes, certes, mais bien visibles à la radiographie. Pas d'inquiétude, les travées sont toujours présentes, les arcs-boutants soutiennent toujours les croisées d'ogives. Le squelette est encore capable de porter le corps. La structure devient plus légère. Ce n'est pas tellement gênant pour vivre au quotidien. En vieillissant, nous faisons moins d'efforts, nous allégeons les charges à porter. Simplement il y a moins d'os dans l'os.

Un cartilage, ça vieillit comment ?

Ça s'use... en quatre cents ans !

Désolé pour ceux qui voudraient trouver ici des motifs supplémentaires pour avancer l'âge de la retraite. Les cartilages ne sont pas inusables mais presque. En pratique, les cartilages s'usent sans que vous ne vous en rendiez compte. Ils sont tellement épais que vous en avez en réserve pour vivre deux ou trois vies.

Les cartilages présentent une usure régulière avec les années. Ils diminuent progressivement leur épaisseur. En un demi-siècle vous en aurez usé dix à vingt pour cent, c'est-à-dire rien. Un autre demi-siècle et vous abandonnez sur l'ensemble du squelette trois à quatre centimètres. C'est-à-dire fort peu. Il vous reste de la réserve.

En réalité les cartilages ne s'usent que si l'on s'en sert. Si l'on s'en sert mal, ils s'usent mal. Et s'ils s'usent mal, ils font mal. Les « vieilles douleurs » que vous avez déjà reconnues ou que vous connaîtrez peut-être plus tard sont le fruit de tous vos efforts mal réalisés. Chaque fois qu'une articulation fait mal au cours d'un mouvement, chaque fois qu'une articulation souffre à cause d'un choc, accident ou chute, elle met en mémoire cette souffrance pour vous la rappeler plus tard. C'est la mémoire d'un cartilage usé d'une manière irrégulière pendant les années qui ont suivi un choc ou un traumatisme ancien.

Un disque intervertébral, ça vieillit comment ?

Ça se tasse !

Et ça se tasse vraiment. C'est ici que vous allez perdre une partie importante de vos précieux centimètres.

« Combien ?

— Mettons au minimum cinq pour cent de votre taille en quatre-vingts ans.

— Combien au maximum ?

— Disons dix pour cent de votre taille, car la colonne va se courber un peu plus quand les disques seront usés. Sans compter les centimètres perdus par l'usure des cartilages ! »

Un disque peut faire une centaine d'années sans faiblir, s'il n'est pas malmené. C'est une chance, car contrairement aux pneus de voiture, impossible d'en changer. Un pneu, ça peut éclater. Un disque intervertébral aussi, hélas ! C'est ce qui arrive dans la hernie discale et là également, impossible de regonfler.

Les disques vieillissent différemment chez les uns et chez les autres. Tout est dans l'usage et l'entretien du matériel. Ici est la grande raison du vieillissement vertébral et de la perte de taille qui apparaît avec le temps.

J'ai eu l'occasion, il y a plusieurs années, de mesurer la taille d'un groupe de médecins anesthésistes qui assuraient les gardes dans un hôpital. En fonction des urgences, certains ne dormaient parfois pas plus de quatre heures sur vingt-quatre pendant deux à trois jours de suite. Beaucoup se plaignaient de maux de dos fréquents. Nous avions constaté qu'ils pouvaient perdre jusqu'à trois centimètres en fin de garde quand ils étaient fatigués.

On dit lorsqu'on est fatigué qu'on est « au bout du rouleau ». On devrait dire qu'on est au bout du tassement vertébral possible. Ce qui se remarque en premier chez une personne fatiguée : c'est la perte de taille.

Donc, réellement, nous sommes plus grands certains jours ! Quand nous sommes fatigués, si nous avons fait des efforts importants au travail, si nous avons veillé trop souvent devant la télévision, si nous avons fêté tardivement un événement et dans tous les cas où nous manquons de sommeil, nos disques intervertébraux sont tassés. Ils ont perdu une part de leur masse liquidienne. Nous sommes plus petits. Quand nous sommes bien reposés, que nous avons dormi suffisamment longtemps pendant une période assez longue, nos disques intervertébraux ont toute leur hauteur. Nous sommes plus grands.

Le squelette, ça s'entretient comment ?

Un os, ça s'entretient comment ?

La fonction crée l'organe. Si vous souhaitez entretenir votre capital osseux, il faut stimuler l'os fréquemment. De cette manière vous informez votre maçon intérieur de la nécessité de renforcer la structure en permanence. L'os crée régulièrement de nouvelles cellules osseuses et vous conservez un squelette en bon état pendant de très longues années.

Marchez régulièrement, tout simplement ! L'idéal est de marcher chaque jour pendant une trentaine de minutes en une ou deux fois. La marche à pas rapide, entraîne une percussion du talon sur le sol à chaque pas. Cette percussion retentit dans les os longs du corps et dans toute la colonne vertébrale. Elle stimule la structure osseuse. C'est un moyen efficace d'entretenir votre capital osseux.

Deuxième chose essentielle à l'entretien du capital osseux : l'alimentation. « Élémentaire, mon cher Watson ! » Tout est dans l'alimentaire. Le corps consomme autant de calcium pendant la croissance que pendant la décroissance. Il faut donc augmenter les apports de la naissance au début de l'âge adulte, puis de cinquante ans à la fin de la vie.

Un cartilage, ça s'entretient comment ?

Comme une voiture, il suffit de lui remettre de l'huile de temps en temps. Dans votre moteur pour que la mécanique fonctionne, on met de l'huile. L'huile de l'articulation, c'est le liquide synovial. Il est produit en permanence par le mouvement. Une articulation qui fonctionne peu est peu huilée. Une articulation qui est souvent utilisée est mieux lubrifiée. Pour favoriser la production d'huile, il suffit de répéter le mouvement. Ce qui se produit quand vous faites de la gymnastique ou toute activité qui met les articulations en mouvement.

Chez les sédentaires et les personnes âgées, le mouvement est parfois rare. Les articulations ne sont pas assez huilées. Les glissements entre les os se font moins bien. On finit par dire qu'avec les années « on est complètement rouillé. »

Pour bien entretenir vos articulations, il faut les huiler régulièrement. Rappelez-vous cette phrase clé : « *Le mouvement c'est la vie, l'immobilité c'est la mort* »*. Pensez à remuer régulièrement vos articulations en faisant du sport, de la gymnastique ou toute activité qui entretient les mouvements des os entre eux.

Un disque, ça s'entretient comment ?

En position horizontale. Sommeil, sieste et relaxation sont les gardiens du bien-être de votre colonne vertébrale. C'est un travail à temps partiel. Il nous occupe un tiers du temps, soit huit heures sur vingt-quatre. Désolé, je n'ai rien d'autre à vous vendre.

La nuit est le moment important de la vie de vos disques intervertébraux. Plus d'appui, plus de contrainte, une position horizontale et les disques se regonflent automatiquement. Ils

---

* De Sèze.

réabsorbent le volume de liquide perdu et reprennent leur forme, prêts à servir pour de nouveaux efforts.

Si vous dormez peu, vous vieillirez petit. Si vous dormez beaucoup, vous vieillirez grand.

La perte de hauteur est dérisoire d'une année sur l'autre. On ne s'en rend même pas compte. La perte de taille est plus importante avec les années au niveau des disques intervertébraux. Ne croyez que vous serez capable de l'éviter, c'est un événement naturel dans l'histoire du corps. Il y a une phase de croissance en début de vie et une phase de décroissance en fin de vie. En fonction de l'entretien que vous apportez à votre colonne vertébrale, la perte de taille débute plus tôt chez certaines et certains que chez d'autres.

Vous pensez que ce n'est pas possible ? Je vous vois boiter de la colonne vertébrale et vous ne vous en rendez pas compte ! Depuis des années je vous regarde : attablé à une terrasse de café, assis sur l'herbe dans un parc, allongé sur la plage. Je vous surveille aussi dans les gares, les aéroports. Partout où je peux trouver une ligne verticale qui me permette de faire un parallèle avec votre attitude, je vous observe. Parfois, vous répondez à mon étude par un regard interrogatif. « Mais qu'est-ce qu'il a à me regarder ainsi celui-là ? Je me suis assis sur un banc plein de peinture ou quoi ? »

Mais non madame, mais non monsieur, vous êtes un soupçon de travers, c'est tout. Quand je dis un soupçon, c'est parce que ce défaut est presque insoupçonnable. Tout au moins aujourd'hui, car dans vingt ans, dans trente ans, vous le verrez nettement sans comprendre comment c'est arrivé.

Imaginez-vous dans vingt ans ou plus :

- Au bureau, assise ou assis les trois quarts du temps, vous aurez passé plus de vingt mille heures avec le dos souvent tassé et arrondi !
- En voiture, vous aurez parcouru entre trois cent mille et un million deux cent mille kilomètres, soit environ quinze mille

heures assis sur un siège avec le bas du dos écrasant les disques intervertébraux.

- À la maison, en cumulant tout ce que vous pouvez soulever au cours d'une même journée, bouilloire, casseroles, boîte à couverts, paquet de café, packs d'eau, pile de linge, aspirateur, fer à repasser... et en limitant le poids total à cinquante kilogrammes par jour vous aurez soulevé trois cent soixante-cinq tonnes.

  Ma femme qui ne fait que quarante kilogrammes tout habillée – mais j'ai acheté un petit modèle (... elle a tout d'une grande !) –, a soulevé également le poids de trois enfants en bas âge plusieurs fois par jour, sans compter la charge des grossesses. Elle a soulevé au total en vingt ans environ deux mille tonnes. À quoi il faut ajouter toutes les mauvaises herbes arrachées dans le jardin qui sont autant de kilogrammes d'efforts reportés sur les disques intervertébraux !

Faites le calcul pour vous-même, vous verrez de quoi votre corps est capable. Et je ne détaille pas les efforts auxquels sont soumis ceux qui, dans leur travail, déplacent chaque jour deux à trois tonnes de marchandises.

Avec tous les poids que vous aurez soulevés à la fin de votre vie, ne soyez pas surpris de savoir que vos disques vont se tasser, s'écraser et perdre la hauteur qui fait votre taille d'aujourd'hui. La petite asymétrie qui apparaît aujourd'hui très discrètement dans votre attitude sera devenue un vrai défaut. Vos os vont s'user d'une manière inégale. Vos disques vont se retrouver pincés qui d'un côté, qui d'un autre et le corps vieillissant sera définitivement voilé comme une roue de vélo !

Nous disions donc qu'il n'y a qu'une seule recette pour modérer ou retarder ce tassement : la position horizontale.

Dans cette position, il y a encore beaucoup de choses à faire. Faire l'amour ? Oui bien sûr, mais la position horizontale n'est pas la seule position possible. Je pense aussi à nager, c'est une bonne méthode pour reposer sa colonne vertébrale et entretenir les muscles qui l'entourent. On peut aussi s'allonger et dormir. Cela reste la meilleure position pour reposer un dos et permettre aux disques intervertébraux de reprendre un peu de hauteur au cours du sommeil. Dormir une demi-heure en milieu de journée est une méthode exceptionnelle pour reposer les dos en cours d'effort. C'est la meilleure manière de pouvoir éviter un tassement trop rapide de la colonne vertébrale. Si vous le pouvez, faites la sieste !

Chapitre 4.

Les muscles

On ne vous a jamais dit comment allaient vieillir
Stallone, Bruce Willis, Schwarzenegger
et tous les acharnés du muscle en salle de sport.

Le muscle, ça vit comment ?

Le muscle est le moteur de notre corps. Un muscle, c'est deux parties bien distinctes. D'une part, les attaches, les tendons, constitués de fibres blanches très solides. D'autre part, le ventre, partie principale, constitué de fibres rouges.

Les deux parties ont un rôle bien distinct. Les fibres blanches tendineuses sont solidement ancrées sur les os. Elles sont denses et peu élastiques. Les tendons sont des cordes tendues comme un arc et ont une très grande résistance à l'étirement. Pour exemple le tendon d'Achille, qui relie le muscle du mollet au talon, est capable de résister à des contraintes de plus de trois cent cinquante kilogrammes.

Les fibres rouges sont le moteur. Ce sont des fibres élastiques. Elles peuvent s'allonger ou diminuer leur longueur. Les fibres musculaires sont donc des élastiques aux deux propriétés contraires. Si on tire sur les extrémités du muscle, elles se laissent étirer parfois de plus d'un tiers de leur taille. Si au contraire le cerveau ou la moelle épinière leur donnent l'ordre de se contracter, elles vont diminuer leur longueur en rapprochant leurs extrémités.

L'accélérateur et le frein

Les muscles agissent de deux manières. Ils sont soit accélérateur, soit frein.

Le muscle est accélérateur quand il se raccourcit. Il rapproche alors ses extrémités et entraîne l'os auquel il est attaché. L'os se déplace et crée le mouvement. Quand vous marchez, quand vous levez le bras ou quand vous tournez la tête, il y a chaque fois un muscle moteur responsable du mouvement.

Le muscle est frein quand il s'allonge. Prenons l'exemple de la main qui se tend pour en serrer une autre. Lors de ce geste, plusieurs muscles vont se contracter ensemble pour placer la main en avant du corps. Cela semble un geste simple. Pourtant si rien d'autre ne se produit, vous risquez fort de voir votre main dépasser son but et poursuivre son chemin sans s'arrêter vers la personne en face de vous. Dans la réalité, d'autres muscles vont se contracter en sens inverse en fin de mouvement pour freiner votre geste. Si ce mouvement frein n'existait pas, chacun de nos mouvements ressemblerait à celui d'un automate et perdrait la grâce et l'harmonie qui existe dans chacun de nos gestes.

Nos muscles sont donc actifs dans deux sens contraires. Moteurs du mouvement, ils entraînent le déplacement des os les uns par rapport aux autres. Freins du mouvement, ils évitent que les os viennent en butée les uns contre les autres.

Des chaînes qui nous enchaînent

En pratique un muscle ne travaille jamais seul. Plusieurs muscles vont s'unir pour réaliser un seul geste. Ceci pour une raison très simple : garder l'équilibre du corps. Prenons un exemple. Vous êtes debout. Vous souhaitez soulever un poids de quelques kilogrammes. Vous levez le bras devant vous. Un muscle attaché à l'épaule va se contracter. À ce moment précis, votre corps va être entraîné en avant par le poids du bras et votre équilibre va être perturbé. D'autres muscles vont donc se mettre en fonction pour garder le corps dans une attitude stable. Pour que le corps qui est debout sur ses deux pieds puisse conserver son attitude, il va donc falloir l'intervention de muscles depuis les pieds jusqu'à l'épaule.

Les muscles qui travaillent ensemble constituent une chaîne. On parle de « chaîne musculaire ». Chaque mouvement du corps est ainsi fait de la mise en fonction d'un grand nombre de muscles quand vous avez l'impression de réaliser un geste simple. Sans le savoir, nous sommes enchaînés par nos muscles dans chacune de nos actions. Nous verrons bientôt que ces chaînes sont un facteur du vieillissement du corps et vont favoriser notre perte de taille prochaine.

La force musculaire

Il est important de disposer de muscles puissants et efficaces pour réaliser chacun des gestes que nous souhaitons. Le muscle offre une possibilité complémentaire qui est d'augmenter sa force. Comment développer sa force : en faisant travailler ses muscles contre une résistance, c'est-à-dire en réalisant des efforts physiques répétés.

Les muscles se développent en fonction du travail qui leur est demandé. Les personnes exécutant des travaux de force doivent développer une musculature puissante. Celles qui réalisent des mouvements répétés doivent plutôt favoriser une musculature endurante. D'autres utilisent peu de muscles dans leur travail et auront besoin de développer les muscles de la posture pour maintenir leur colonne vertébrale toute la journée en position assise ou debout. À chacun donc de développer ses muscles en fonction des efforts qu'il réalise.

Un muscle, ça vieillit comment ?

Le raccourcissement est le premier signe du vieillissement. Que fait le muscle quand il se contracte ? Il se raccourcit. Que fait un muscle quand il augmente sa force ? Il se raccourcit plus encore !

Plus vous tentez d'acquérir de la force et plus vos muscles perdent de la longueur. Sur un muscle pris isolément, cela ne se voit pas vraiment. Il est même presque impossible de mesurer ce raccourcissement tellement il est minime. Par contre, si on mesure la chaîne de muscles dans son ensemble, les raccourcissements sont bien présents. En vieillissant, il n'est plus possible de réaliser un mouvement d'étirement en entier. Le corps se raccourcit d'abord à partir de ses muscles.

Avec les années, vous aurez répété des gestes simples des milliards de fois au cours de votre vie. Des milliards de fois vous aurez refait des mouvements identiques. Des milliards de fois vous aurez commandé aux muscles de se contracter et donc de raccourcir. Avec les années, les muscles ne sauront plus faire que cela : se raccourcir. Toujours conduits à aller dans le même sens, ils perdront leur seconde possibilité qui est de se laisser étirer. D'une chaîne musculaire à l'autre, vous voilà enchaîné dans une carapace de muscles qui vous tasse.

Au fur et à mesure des années, ces raccourcissements vont d'abord devenir des tensions musculaires qui parasitent le corps. Puis ces tensions vont devenir rétractions et limiteront la possibilité d'aller dans les extrêmes articulaires.

On a ici un des facteurs importants de la perte de hauteur du corps qui va survenir avec l'âge.

En pratique, les muscles freins travaillent plus, donc se raccourcissent plus. Où sont ces muscles freins ? Dans le dos, car nous travaillons en réalisant des efforts avec les bras placés devant nous. Les muscles qui freinent l'action des bras sont dans le bas du dos. Ils sont également à l'arrière des cuisses empêchant la chute du corps vers l'avant.

Votre colonne vertébrale est un « S » majuscule. En se raccourcissant, les muscles vont rapprocher les os auxquels ils sont attachés. Ils vont donc rapprocher les vertèbres du haut des vertèbres du bas. Ils augmentent d'abord la cambrure lombaire en bas, augmentent la cambrure du cou en haut en plaçant votre tête en avant du corps, puis, quand vous aurez vieilli de quelques années, le haut du dos s'arrondira. Votre colonne vertébrale sera devenue un « s » minuscule. Beau programme en perspective !

Acte II, quand les cambrures augmentent, elles poussent les vertèbres vers l'avant. Voici le ventre qui pointe et le menton qui s'écroule. Je n'en dirai pas plus pour ne pas vous effrayer. La suite est inscrite dans ce livre. Il est vraiment important que vous preniez attention à vos muscles si vous ne voulez pas devenir cette pâle image de vous-même.

Un muscle, ça s'entretient comment ?

Dans les deux sens. Il faut renforcer et étirer en même temps.

Vous avez besoin de vos muscles pour soutenir votre charpente osseuse et réaliser les efforts nécessaires à votre quotidien. Vous devez aussi avoir une réserve de force pour les efforts plus importants des jours de sport, déménagement, bricolage, jardinage et tous ces efforts inattendus que nous faisons parfois sans y être préparé. Il faut travailler ces muscles en force, endurance et résistance.

Les muscles les plus puissants sont ceux qui se raccourcissent le plus vite. Il faut aussi les étirer. Si vous travaillez vos muscles pour leur donner plus de force, vous allez les raccourcir encore plus. C'est pareil avec votre voiture quand vous oubliez de desserrer entièrement le frein à main. Le véhicule roule et pour garder une vitesse identique, vous devez lui donner plus de puissance en appuyant sur l'accélérateur.

Quand vous renforcez vos muscles moteurs sans étirer les muscles freins, vous faites la même chose. Dans quelques années, votre corps gardera les marques de cette mauvaise conduite et vous verrez apparaître dans l'os les traces des excès de tensions musculaires. Trop de contraintes exercées par les muscles freins et les os se déforment lentement mais irrémédiablement, votre attitude, cambrée en bas et en haut, voûtée au milieu du dos, devient définitive. Désolé, quand l'os a changé de forme, il n'est plus possible de retourner en arrière. On ne peut qu'éviter que cela s'aggrave encore plus.

Donc pour entretenir ses muscles, il faut :

- Premièrement les étirer et surtout étirer les muscles de l'arrière du corps.
- Deuxièmement, les étirer, je préfère me répéter au cas où vous auriez lu trop vite !
- Troisièmement, renforcer les muscles les plus faibles.

Pour faire simple :

- On étire tout ce qui est trop court et tendu, donc en priorité les muscles de l'arrière des cuisses et du bas du dos.
- On renforce, donc on raccourcit, tout ce qui lâche, par exemple le ventre et le haut du dos, ou ce qui est faible, comme le devant des cuisses.

En pratique, on relâche les freins. Où sont vos freins ? Il faut les rechercher. Vous trouverez dans les chapitres consacrés à chaque tranche d'âge des mouvements simples pour évaluer vos tensions musculaires et vos raccourcissements. Ces tests seront votre guide pour pouvoir démarrer les étirements qui vous sont nécessaires.

En pratique, on gonfle le moteur. Où manquez-vous de force ? Vous trouverez dans les chapitres consacrés à chaque tranche d'âge des mouvements simples pour évaluer votre force musculaire. Ces tests seront votre guide pour pouvoir démarrer la musculation qui vous est nécessaire.

Il est possible d'étirer ou de renforcer ses muscles à tous les âges de la vie. Que vous ayez vingt ans ou quatre fois vingt ans, vous trouverez dans les exemples proposés les tests et conseils adaptés à votre âge.

Au fait, vous savez maintenant comment vont vieillir Stallone, Bruce Willis et Schwarzenegger. Ils ont effectivement un corps étonnamment musclé. Ils ont aussi un corps étonnamment souple. Ils ont entraîné leurs muscles en accélérateur et en frein. Ils devraient tous les trois vieillir sans changer d'attitude. En sera-t-il de même pour vous ?

Chapitre 5.

La respiration

Si tu veux vivre longtemps,
entraîne-toi à expirer jusqu'à ton dernier souffle !
Si tu veux mourir plus jeune,
entraîne-toi à gonfler tes poumons jusqu'à ce qu'ils explosent !

La respiration, ça vit comment ?

« Inspirez, gonflez vos poumons !
— Ne respirez plus.
— Mourez en paix maintenant. »

« Gonflez, gonflez, gonflez ! » Ils ne demandent jamais autre chose ! Que ce soit le radiologue qui étudie vos poumons, le médecin généraliste avec son stéthoscope, le professeur de gymnastique des enfants ou encore l'entraîneur militaire.

C'est ce que j'ai toujours entendu en trente ans de pratique professionnelle. Corrigeons une erreur grave. IL FAUT FAIRE LE CONTRAIRE ! Il est temps d'expliquer cette respiration pour donner de l'air à chacun jusqu'à son dernier souffle. Car c'est bien de souffle qu'il s'agit, c'est-à-dire d'expiration et non pas d'inspiration.

La respiration, comment ça marche ?

L'outil est simple : un thorax constitué de douze côtes à droite et à gauche portées par les vertèbres, deux poumons séparés l'un de l'autre par le cœur. En bas, un diaphragme qui s'abaisse lors de l'inspiration et crée une dépression. En haut, un tuyau ouvert sur l'extérieur qui aspire l'air. Voilà une belle mécanique respiratoire en place.

Lors de l'expiration, on vous dit que l'air quitte les poumons le plus simplement du monde. C'est un acquis. Personne ne se pose plus de question ! Quand un médecin veut étudier vos poumons, il vous les fait gonfler au maximum pour bien entendre le passage de l'air ou regarder sur son écran l'image radiologique. Quand vous manquez de souffle, on vous propose de travailler votre respiration et naturellement vous entraînez votre inspiration. Vous développez votre thorax, vos épaules et redressez votre colonne vertébrale. Vous essayez de mettre le plus d'air possible dans vos poumons avec l'idée que c'est bon pour vous.

ARRÊTEZ ! Vous allez droit au suicide.
Il ne faut JAMAIS entraîner son inspiration.
Il faut exercer son expiration.

Essayons de comprendre ensemble comment fonctionne le système respiratoire. La même explication apparaît depuis des années dans les livres de médecine, les manuels de sciences naturelles ou les ouvrages destinés au milieu sportif. Les muscles du thorax soulèvent les côtes. Le diaphragme s'abaisse. L'air est attiré dans le poumon. Chacun de nous attire l'air comme il peut en fonction de sa morphologie et, cinquante ans plus tard, on se retrouve avec un thorax remonté à bloc, un ventre poussé en avant et un vrai manque de souffle pour réaliser les efforts !

Reprenez vos dictionnaires, vos encyclopédies, allez rechercher sur la trame, toute l'erreur est dans la description anatomique du diaphragme. Partout le diaphragme est représenté comme une coupole, une sorte de parapluie ouvert qui sépare les poumons des organes contenus dans le ventre. Avec une telle description anatomique, le mouvement ne peut être expliqué que d'une seule manière :

- lors de l'inspiration, le diaphragme s'abaisse et pousse le ventre en avant,
- les côtes s'élèvent,
- l'air est aspiré dans les poumons.

C'est ce que vous faites chaque fois que vous tentez d'inspirer plus fort. L'expiration, personne n'en parle. Il paraît que la tension élastique du ventre suffit à faire remonter le diaphragme.

Cela fait trente ans que j'entends ce discours. Trente ans que je ne comprends pas cette histoire de tension élastique qui lors de l'expiration fait rentrer le ventre ! Parce que, si c'était vrai, cela signifierait que toutes les personnes qui ont le ventre en avant seraient en manque de souffle. Pour commencer, je voudrais qu'on m'explique comment font les femmes enceintes avec un petit dans le ventre dans une période où elles respirent pour deux ? Il faudrait aussi me dire comment expirent tous les bedonnants de la planète, car plutôt qu'une tension élastique, j'ai bien l'impression que leur ventre est une détente élastique. Peut-être qu'ils n'expirent jamais après tout ! Et comment expirent tous les opérés du ventre, une fois qu'on a coupé leurs abdominaux en deux ? Peut-être qu'ils portent une ceinture abdominale toute leur vie en cachette des autres ?

Donc, il nous faut une autre explication. Si je veux vous apprendre à utiliser au mieux votre capital respiratoire et vous aider à vieillir en conservant le plus de souffle possible, nous devons trouver le vrai fonctionnement du diaphragme.

Depuis des années, on présente donc le diaphragme comme cette double coupole élastique. On explique que ce muscle s'abaisse à l'inspiration et que le ventre le repousse vers le haut à l'expiration.

Tout le monde est content sauf un, « *et s'il n'en reste qu'un je serai celui-là* » ! Depuis la première fois où on a essayé de me faire accepter ce principe unanimement admis, j'ai toujours la même réponse : « *Oui mais ! Il y a la pesanteur !* »

Donc le ventre ne sait faire qu'une seule chose : descendre, s'abaisser, pendre, déborder du pantalon ou de la jupe et vous narguer dans la glace.

S'il existait une tension élastique permanente, cela se saurait. Tous les muscles du corps ont tendance à se raccourcir avec l'âge. Nous devrions donc naître avec ce petit ventre redondant de l'enfant qui apprend à marcher et vieillir avec un ventre de plus en plus plat.

Hélas, trois fois hélas, il n'en est rien ! Plus les années passent, plus le ventre semble se relâcher. Donc les données de la mécanique respiratoire sont fausses. Depuis des années, on raconte à qui veut l'entendre une explication erronée.

Tout le monde l'accepte. Tous ? Non ! « *Un Breton irréductible résiste encore et toujours à cette explication.* »

Explication claire et rationnelle

Reprenons les données de l'anatomie. Lors de l'étude du corps, étudions le diaphragme avec toutes ses attaches. Au lieu de le séparer d'emblée du thorax, suivons les fibres tissulaires qui le lient. Vers le bas, le diaphragme est effectivement une belle coupole qui sépare le thorax de l'abdomen. Vers le haut, on trouve des fibres qui sont attachées à la base de l'enveloppe du cœur. D'autres sont reliées à la face antérieure des vertèbres dorsales, sur un grand ligament qui unit la colonne vertébrale de bas en haut. On peut suivre le cheminement de ces fibres : elles sont toujours présentes au niveau du cou et se terminent à la base du crâne, sur un os bien aimé des ostéopathes qui se nomme l'occiput. D'autres fibres encore contournent l'enveloppe du cœur et sont reliées au sternum. Vers l'arrière enfin, les fibres du diaphragme sont reliées au grand ligament qui unit les vertèbres lombaires et terminent leur course sur le sacrum. « Sacrum, diaphragme, occiput », l'ostéopathie moderne ne parle que de cela.

Résumons. Le diaphragme est suspendu au point le plus haut de la colonne vertébrale. Il est également attaché aux vertèbres dorsales et au sternum. Il est attaché en bas au sacrum, partie la plus basse de la colonne vertébrale. Le diaphragme est donc un muscle suspendu à un mât : la colonne vertébrale.

Les bronches et la trachée sont le conduit qui apporte l'air au poumon pendant l'inspiration et sont également le conduit qui évacue les déchets, le « pot d'échappement », pendant l'expiration.

Maintenant on va enfin pouvoir respirer une vie entière !

1 – Lors de l'inspiration, le diaphragme se contracte. Il abaisse son centre. Le principe est le même qu'avec une seringue : si je tire sur le piston de la seringue, je peux aspirer du liquide. Si je tire le diaphragme vers le bas, je peux aspirer l'air par la bouche ou le nez.

2 – Lors de l'expiration, le diaphragme se relâche. Puisqu'il est suspendu à la partie haute de la colonne vertébrale, il remonte naturellement.

1 – Lors de l'inspiration, les fibres qui maintiennent le diaphragme sont raccourcies. Il se crée une tension élastique.

2 – Lors de l'expiration, elles reprennent leur longueur normale et se relâchent.

1 – Lors de l'inspiration, le muscle travaille.
2 – Lors de l'expiration, il se repose.

1 – Un temps de travail, l'inspiration.
2 – Un temps de repos, l'expiration.

1 – Un temps de tension, l'inspiration.
2 – Un temps de détente, l'expiration.

C'est du mi-temps.

Cette alternance débute à la première seconde de la vie par la première inspiration, et se termine avec le dernier souffle.

Le moteur de la respiration

Carburant : c'est l'oxygène. L'air ambiant est constitué de vingt et un pour cent d'oxygène. Le poumon attire l'air dans ses alvéoles, c'est-à-dire dans de petits espaces où il se retrouve en contact avec le sang. Celui-ci capte l'oxygène et évacue ce qu'il n'a pas utilisé. Il en profite pour évacuer ses déchets en gaz carbonique.

Cylindrée : 4,5 litres pour les petits gabarits, 7 à 8 huit litres pour les mieux développés. Attention, on peut être grand et fort avec un poumon sous-développé et petite et fine avec une capacité respiratoire à haut rendement.

Consommation moyenne : à seize mouvements respiratoires par minute, c'est-à-dire lors d'une activité modérée :

- 8 litres par minute.

- 480 litres à l'heure !
- 11 520 litres d'air par jour !!
- 4 204 800 litres d'air par an !!!

À trente mouvements respiratoires par minute, c'est-à-dire lors d'un effort soutenu :

- 45 litres par minute !
- 2 700 litres à l'heure !!

Entretien : aucun entretien nécessaire.

- Autonettoyage du système par le biais de soupirs réguliers, de bâillements, d'éternuements occasionnels et de la toux.
- En cas de rencontre avec des polluants mal venus, déclenchement d'un lavage haute-pression des voies nasales par le biais d'un rhume.
- En cas d'agression par un virus, « branle-bas de combat », augmentation de la température locale par fièvre adaptée, production de liquide séreux autonettoyant, puis évacuation des déchets par la toux.

Kilométrage : on en a vu aller jusqu'à cent vingt ans. Comme l'être humain depuis des siècles ne fait que pousser plus loin ses limites, on attend le prochain record pour le valider.

Rendement : à chaque inspiration, le poumon capte un demi-litre d'air ambiant. Sur ce volume, seuls trois cents millilitres pénètrent réellement les poumons. Le reste vient occuper l'espace entre la bouche, le nez, le larynx, le pharynx, la trachée et les grosses bronches. L'air se répartit dans les différentes alvéoles pulmonaires où ont lieu les échanges air-sang. Ce rendement est faible mais il est possible de l'améliorer.

Usure : le diaphragme, les bronches, la trachée et le tissu pulmonaire vont vieillir. Le diaphragme est un muscle. Comme tous les muscles du corps, il vieillit en perdant ses possibilités élastiques, donc il se rétracte. Les bronches et la trachée ont une base cartilagineuse. Cette structure vieillit peu. Le tissu pulmonaire, comme les autres tissus du corps, se détend, se ride et se plisse. En cas d'encombrement, il deviendra plus difficile de le nettoyer.

La roue de secours : en cas de crevaison, il est bon d'avoir une roue de secours prête à être installée immédiatement. Pas de problème, il y en a une de disponible sous le thorax. Le poumon est constitué d'alvéoles. Certaines participent aux échanges air-sang, d'autres sont inefficaces car elles ne sont traversées par aucun vaisseau ou ne sont pas ouvertes au passage de l'air. Voilà votre roue de secours. Il suffit de développer ces réserves pour acquérir plus de souffle et améliorer vos performances respiratoires.

La respiration, ça vieillit comment ?

Comment vieillit un appareil respiratoire ? Il s'arrête ! Et le cœur avec.

Revenons au moment de la naissance. Lors de sa première inspiration, le petit d'homme inspire plus d'air qu'il en expire. Il garde en réserve dans son poumon un certain volume appelé « volume résiduel ». C'est la quantité d'air contenue dans le poumon qu'on ne peut jamais expirer même en soufflant à fond. Lors de sa dernière expiration, l'homme qui meurt relâche cet air. C'est son dernier souffle.

À la fin de la vie, le corps ne s'arrête pas de respirer parce qu'il manque d'air. Il s'arrête parce qu'il en a gardé trop en réserve. Ce que nous appelons volume résiduel est également appelé « espace mort », espace de la mort devrions-nous dire, car c'est bien par l'excès de ce volume que le corps se meurt.

Expliquons. Depuis votre jeune âge, vos poumons ont augmenté leur volume. Cette augmentation s'est faite au départ pendant votre croissance. Vous avez naturellement augmenté le volume de réserve. Et vous avez en proportion augmenté le volume résiduel. Dans la deuxième partie de votre vie, la période de décroissance, tout dans votre corps s'est progressivement raccourci, tassé, voûté, plissé, ridé. Vos expirations sont devenues de plus en plus courtes. Insidieusement vos poumons ont continué de piéger de plus en plus d'air. Si vous n'avez pas entretenu régulièrement votre fonction respiratoire, votre volume résiduel a continué d'augmenter.

Plusieurs éléments se sont ligués contre vous. Vous ne vous en êtes même pas rendu compte. À vingt ans vous étiez capable de souffler très longtemps sans vous arrêter. Selon votre gabarit cela allait de trente secondes à plus d'une minute. Vous pouviez sans difficulté traverser entièrement le grand bassin de la piscine sous l'eau pour approcher une jolie fille.

À trente ans, vos capacités étaient presque les mêmes. Vous n'avez jamais manqué d'air. L'idée ne vous est même pas venue que vous pouviez un jour en manquer !

À quarante ans déjà, vos performances étaient plus faibles. Certains jours, vous avez noté un essoufflement lorsque vous avez couru derrière vos enfants qui fonçaient au bord de l'eau pour se baigner. Vous ne vous êtes pas inquiété, puisque à la quarantaine vous étiez toujours en pleine forme. Vous n'avez pas noté non plus que vous aviez de plus en plus de difficulté à remettre vos anciennes chemises en fermant le col pour y placer la cravate.

À cinquante ans, vous vous êtes étonné de ce thorax d'athlète que vous découvriez dans la glace. Pourtant, vous n'avez pas fait d'activité physique ou de musculation particulière pour parvenir à un tel résultat. Depuis le temps que vous rêviez d'avoir de belles épaules bien carrées, un torse aux muscles bien visibles, le cou puissant d'un athlète, vous découvrez que vous ressemblez enfin à celui que vous rêviez d'être. Enfin presque ! Car en vérité votre profil n'est pas celui que vous imaginiez. La tête se projette en avant du corps. Le haut du dos s'est passablement arrondi. Et malgré un tel thorax, votre respiration ne répond pas présente quand vous la sollicitez au maximum. Bien sûr, vous attaquez toujours les escaliers deux marches par deux marches, mais seulement jusqu'au premier palier ! Bien sûr, vous accompagnez toujours vos enfants pour la baignade, mais à pied, en discutant avec une amie ! Bien sûr, vous plongez toujours aussi brillamment dans la piscine, mais vous revenez rapidement auprès du bord !

Qu'est-ce qui vous arrive ? Sont-ce les premiers signes de la vieillesse ? Que se passe-t-il dans votre respiration qui vous freine désormais dans certains actes ?

Vous noterez que je ne cite ici aucun exemple qui fasse croire que les jeunes femmes peuvent elles aussi constater les premiers signes du vieillissement sur leur corps. Une once de galanterie associée à une éducation très respectueuse m'interdit de présenter ici de tels exemples dans lesquels elles ne sauraient se reconnaître. Je laisse donc la gente féminine décider d'elle-même à partir de quel âge on peut effectivement, sans la blesser, ni la vexer, lui faire prendre conscience des outrages du temps.

Hélas Mesdames, ce sera la seule fois de cet ouvrage où je jouerai ce jeu qui vous plaît tant : « Mais non, tu n'as pas vieilli ma chérie ! Mais non, rien en toi ne peut donner à penser que tu as changé depuis notre rencontre ! Tu as simplement un peu plus d'expérience. »

Dans les chapitres suivants, j'oserai, Mesdames, vous dire la vérité, toute la vérité, rien que la vérité sur les signes de l'âge ! Pardonnez-moi d'avance cet excès de sincérité. C'est uniquement pour vous aider à mieux vieillir que je me permettrai ce manque de déférence !

Pourquoi donc cette cage thoracique conserve-t-elle plus d'air avec les années ? Tout est dans la tension élastique. Depuis votre plus jeune âge, tout chez vous est inspiration. Chaque nouvel effort que vous réalisez conduit vos poumons à s'ouvrir un peu plus. Inspiration égale tension. Tension égale raccourcissement. Raccourcissement égale tassement dans l'ensemble du corps. Résultat, dès cinquante ans et de plus en plus ensuite, la tension est présente en permanence dans votre système respiratoire. Les côtes ne redescendent plus aussi facilement après chaque expiration. Le poumon conserve trop d'air à l'intérieur. Vous utilisez la roue de secours pour vivre ou faire de nouveaux efforts.

Encore quelques dizaines d'années et il n'y aura plus d'air dans votre roue de secours. Lors de chaque nouvel effort, vous aurez de la difficulté à respirer. Vous noterez un essoufflement de plus en plus important pour des efforts minimes.

Arrivera un jour où lors d'un simple effort, le poumon ne disposera plus de réserve. C'est ce jour-là que le frein à main bloque définitivement et que le moteur cale. L'espace mort est devenu l'espace de la mort ! Est-il possible de retarder cette échéance ?

La respiration, ça s'entretient comment ?

« Si tu veux vivre longtemps entraîne ton expiration ! » Pour éviter le raccourcissement des muscles avec l'âge, il suffit de les étirer. Que ce soit les muscles du dos, des cuisses, des bras ou les muscles de la respiration, la loi est la même :

ÉTIRER, ÉTIRER ENCORE ET TOUJOURS !

Comment étirer les muscles de la respiration : il suffit d'expirer, d'expirer régulièrement, d'expirer lentement et profondément le plus longtemps possible.

Avec les années, la colonne vertébrale, mât porteur de la respiration, se tasse, se fléchit, s'arrondit. Les abdominaux, moteurs de l'expiration se relâchent et se distendent. Ils accentuent la poche ventrale. Pour redonner à l'ensemble une efficacité dans le mouvement respiratoire et un peu de tenue au niveau esthétique, il faut exercer son expiration en levant les bras et en redressant la colonne vertébrale.

Nous verrons plus loin quelles performances respiratoires sont souhaitables en fonction de votre âge.

Expirer, expirer, expirer. Faut-il travailler son inspiration ? Non et encore non ! Les Chinois nomment l'inspiration « le *non-faire* ». Cette définition suffit à rappeler qu'il n'y a pas lieu de travailler son inspiration. D'ailleurs vous pouvez reprendre le guide d'entretien du véhicule, il n'y a rien de noté à la page inspiration. Tout au plus, vous trouverez dans les pages d'auto-entretien écrites par le constructeur, l'explication suivante : nul besoin d'exercer vos inspirations. Des phénomènes de bâillements sont programmés de temps à autre pour ouvrir les alvéoles pulmonaires et renouveler l'air. Ces bâillements sont des inspirations prolongées à grand volume qui suffisent à exercer sans effort l'inspiration. Le bâillement est donc un événement naturel qui permet d'étirer au maximum le diaphragme dans sa course inspiratoire. Cet événement intervient lorsque nous sommes particulièrement détendus, ce qui évite de créer une tension supplémentaire en écrasant le bas du ventre. Le bâillement est un moment de détente pendant une inspiration maximum. C'est une pause inattendue accordée par le patron et qu'on est obligé de prendre. Donc ne réprimez jamais un bâillement, ce serait aussi stupide que d'aller travailler coûte que coûte un jour férié quand l'entreprise est fermée !

Vous pouvez aussi améliorer vos performances respiratoires en ouvrant les alvéoles. Comment ouvrir ces alvéoles ? Pompez, pompez, pompez !

À tous les âges de la vie, vous pouvez travailler votre respiration pour augmenter le volume consommé à la minute. Il suffit d'augmenter la consommation d'air sur un temps bref. Le poumon devra alors capter un maximum d'oxygène en peu de temps. Par exemple, lorsque au lieu de marcher, vous marchez vite, lorsque au lieu de marcher vite, vous courez à petites foulées, lorsque plus jeune encore, au lieu de courir à petites foulées, vous courez à un rythme rapide, vous augmentez chaque fois la demande d'oxygène. Le corps réagit alors d'une seule manière : il augmente l'amplitude et le nombre de vos mouvements respiratoires. Vous serez bientôt capable d'attirer un plus grand volume d'air. De nombreuses alvéoles pulmonaires, jusqu'ici non ventilées, seront désormais disponibles pour tout nouvel effort. Vous aurez par un entraînement simple, augmenté votre capacité respiratoire.

Vous pouvez également augmenter la surface d'échange entre l'air et le sang. Il faut favoriser le développement des vaisseaux des alvéoles pulmonaires. Pour obtenir ce résultat, aucun effort excessif, seulement un effort modéré poursuivi longtemps. Par exemple, au lieu de marcher un peu, marchez longtemps. Au lieu de courir vite, faites durer le temps de votre footing. Au lieu de faire quelques longueurs de bassin à la piscine, faites beaucoup de longueurs à vitesse lente sans vous arrêter. Ces actions auront pour conséquence d'augmenter la demande d'oxygène du cœur. Celui-ci se renforcera et dans le même temps demandera au poumon de lui extraire plus d'oxygène. Après quelques entraînements répétés, les alvéoles inutiles seront bientôt traversées de nouveaux vaisseaux qui participeront aux échanges air-sang. Vous aurez amélioré votre rendement respiratoire.

Si vous avez bien compris ce paragraphe, vous constaterez avec moi que votre corps humain vous a été livré en « kit ». Certaines possibilités existent dans le corps, mais elles ne sont pas exploitées. À chaque période de votre vie, vous pouvez donc décider d'améliorer vos capacités.

En conclusion, comment résumer la respiration ? En une phrase simple.

« Gonflez, gonflez le ventre, c'est l'inspiration.
Videz, videz le ventre, c'est l'expiration. »
Et longue vie à vous !

Chapitre 6.

Le mouvement

« Sir Winston Churchill,
quel est le secret de votre longévité ?
— Sport ! No Sport. »

Le mouvement, ça vit comment ?

Le corps vit par le mouvement. Bougez, bougez, bougez et vous serez en pleine forme. Qui a raison ? Ceux qui font du sport ou ceux qui n'en font pas ? Le sport est-il le secret d'une longue vie ?

Ni Madame Calmant qui a vécu cent vingt ans, ni aucun des centenaires et nonagénaires dont on entend parler régulièrement comme des exemples de longévité n'ont pratiqué de sport. Est-il réellement nécessaire de faire de l'exercice pour vivre longtemps et en bonne santé ?

L'immobilité imposée est difficile à supporter. Le corps a besoin de s'exprimer, de bouger et de vivre à travers le mouvement. Le sport est un complément à la vie moderne. Ce n'est pas une mode. C'est un besoin pour compenser les heures de posture assise imposée par le travail de bureau.

1. Qu'apporte le sport à l'organisme ? Version 1

- **Entretenir les articulations** : lors de la répétition du mouvement articulaire, la production de liquide synovial est augmentée, la lubrification articulaire est améliorée, les glissements sont favorisés. Le mouvement assure l'entretien régulier des articulations, diminue les contraintes entre les os et prévient l'enraidissement avec l'âge. Il conserve la souplesse.
- **Conserver ou améliorer la force des muscles** : les fibres musculaires se contractent au maximum dans l'effort, ce qui augmente ou conserve leur force. Les muscles sont sollicités d'une manière répétée dans leur fonction de moteur et de frein. Les fibres musculaires étirées dans les positions extrêmes préservent leur élasticité.
- **Corriger l'attitude** : l'exercice physique redresse la colonne vertébrale et favorise le maintien du ventre.
- **Entraîner le cœur en résistance et en endurance** : le cœur accélère son rythme pour répondre à la demande de sang. La pompe cardiaque devient plus active. Le débit sanguin augmente et crée un flot de sang profitable à l'ensemble du corps.
- **Développer les poumons** : la respiration s'adapte à la demande d'oxygène. La respiration d'effort oblige les poumons à augmenter leur surface d'échange entre l'air et le sang. La pratique régulière développe les poumons.
- **Maigrir** : le travail musculaire produit de la chaleur. Comme votre moteur monte en température après un certain temps de fonctionnement, votre corps s'échauffe. Après trois quarts d'heure d'activité physique soutenue, la température du corps est de trente-huit degrés. Ajoutez encore trois quarts d'heure au même rythme, la température s'élève alors à trente-neuf. La graisse contenue dans les muscles et leurs enveloppes est utilisée comme carburant de l'effort. Elle fond. Vous maigrissez.

- **Nettoyer la peau en profondeur** : la transpiration recouvre le corps d'une fine couche d'eau pour le refroidir. Plus l'effort est intense, plus la transpiration est importante et nettoie la peau en profondeur. Les tissus de surface se régénèrent plus souvent. La peau vieillit mieux. Vous avez une plus belle apparence avec l'âge.
- **Éliminer les toxines** : les reins filtrent un volume sanguin plus important. Les organes se vidangent. L'eau claire, bue en quantité à l'occasion de la pratique sportive, renouvelle la masse liquide du corps. Le corps élimine ses toxines.
- **Évacuer le stress** : le cerveau concentre son action sur l'effort à accomplir. Il vous déconnecte de votre réalité professionnelle, familiale ou sociale. Il vous branche sur l'effort, uniquement l'effort. Vous oubliez vos soucis. Vous êtes motivé pour en faire plus, pour vous dépasser. Le sport vous donne l'impression d'être capable de tout. Il vous conduit à aller au bout de vous-même. Entraîné à l'effort et au dépassement de soi, vous serez capable de faire face aux difficultés possibles à venir dans votre vie.

Le sport est une saine activité du corps. Une pratique régulière permet de nettoyer naturellement le corps. Purgé de ses toxines, nettoyé par le flux sanguin, rajeuni par une eau claire, entraîné à l'effort soutenu, vous serez plus actif et plus efficace dans la vie quotidienne. Vous vieillirez mieux et en bonne santé. Libéré un instant des contraintes liées à une vie trépidante, vous évacuerez vos stress. Le sport est avec la méditation la meilleure manière de faire le vide en soi. C'est une petite période de vacances que l'on s'octroie en milieu de semaine.

Après la vidange de votre voiture, votre moteur fonctionne mieux avec de l'huile neuve. Après une activité physique suffisante, le corps fonctionne mieux car il a brûlé ses déchets. Le cerveau est plus libre et détendu. Ainsi nettoyé régulièrement, il vivra plus longtemps en pleine forme.

2. Qu'apporte le sport à l'organisme ? Version 2

Comment vous sentiez-vous le lendemain de la dernière fois que vous avez fait plus d'une heure de sport à un rythme intense ? Et le surlendemain ? Est-ce à dire que l'activité physique fatigue ? La pratique du sport aurait-elle par hasard quelques inconvénients ? Essayons de détailler.

- **Au niveau articulaire**, les cartilages sont soumis à des contraintes plus importantes que dans une vie normale. La course à pied, sur des sols durs tels que le bitume, provoque une usure prématurée des cartilages. L'onde de choc lors de l'attaque du pas par le talon est augmentée par l'inertie de la course. Le poids du corps est multiplié par deux à trois selon la vitesse. La répétition de certains gestes, toujours les mêmes, entraîne la mise en tension des ligaments toujours dans le même sens. Ces étirements ligamentaires répétés entraînent plus de risque d'entorses chez le sportif que chez le non-pratiquant. Avec l'âge, le risque d'arthrose augmente, accompagné des douleurs associées et d'un enraidissement matinal plus important.
- **Au niveau musculaire**, les fibres musculaires souvent sollicitées dans leur action de frein se raccourcissent. Claquages, élongations ou déchirures sont possibles. Les muscles non sollicités par le mouvement deviennent plus faibles. Ils perdent leur force en se laissant étirer en permanence.
- **Au niveau attitude**, le corps s'installe dans un déséquilibre et modifie sa morphologie. Vingt ou trente ans plus tard, le corps est enfermé dans une attitude déformée, vestige d'une pratique sportive trop intense avec des mouvements toujours répétés d'une manière identique.
- **Au niveau cardiaque**, la pratique sportive fatigue. Les sollicitations brusques de certains sports, avec accélération brutale des battements cardiaques suivie de pauses aléatoires, augmentent le nombre de décharges d'adrénaline. Après cinquante ans, les brusques accélérations du cœur sont nuisibles et peuvent conduire à l'infarctus.

- **Au niveau respiratoire**, les déformations sont visibles. La cage thoracique est soulevée en permanence. Le thorax gonfle souvent mais ne dégonfle jamais assez. Trop gonflé et incapable de se vider entièrement, il utilise sa « roue de secours » pulmonaire en permanence.
- **Au niveau peau**, le sportif se reconnaît par la qualité de sa transpiration. Il faut être entré dans un vestiaire de gymnase, avoir côtoyé un homme ou une femme après deux heures de sport pour se rendre compte de la qualité odoriférante de la sudation. Les odeurs naturelles et pas seulement celles des aisselles ou des pieds ont la capacité de faire fuir le premier nez venu.
- **Au niveau toxines**, ceux qui oublient l'importance de l'hydratation en cours d'effort et de la réhydratation après l'effort brûlent des calories mais créent aussi un grand nombre de toxines. Dans les jours qui suivent, ils ont plus que d'autres du mal à récupérer. Les reins sont saturés. Ils évacuent une urine sombre. En vieillissant, ils auront le physique connu des anciens sportifs au corps fatigué de s'être ainsi pollué de ses propres toxines. Les traits seront tirés et la peau plus ridée que la normale de leur âge. Les rides s'étendront ici sur l'ensemble du corps.
- **Au niveau cerveau**, le sport est un stress. Les accélérations fréquentes du corps entraînent une demande d'adrénaline. Des années plus tard, le cœur a pris goût à l'adrénaline. Plus que les autres, ceux qui abusent du sport sont capables de s'énerver. Ils ajoutent un stress de plus à une ambiance parfois déjà tendue. Ils disent avoir besoin de décompresser et sans le savoir, ils augmentent la dose d'émotion.

Le sport, pratiqué en excès ou le fait de pratiquer toujours le même sport, est une activité malsaine pour le corps.

Mention particulière :

Pour ceux qui ne l'avaient pas compris, ce paragraphe est destiné à ceux qui depuis des années cherchent une raison valable pour expliquer pourquoi ils ne veulent pas faire de sport, soit qu'ils n'aiment pas cela, soit parce que l'effort les rebute.

Pour ceux qui ne ressentent aucun besoin de faire du sport et qui se sentent parfaitement en harmonie, avec un corps libre et un mental positif, merci d'oublier les deux paragraphes précédents !

3. Qu'apporte le sport à l'organisme ? Version 3

Le sport, une souffrance ?

Le sport, à l'origine de douleurs ?

Le sport, un mal nécessaire ?

Mais non. Le sport est une détente, un plaisir, presque une relaxation n'est-ce pas ? Pourtant, regardez les marathoniens dans les derniers kilomètres. Voyez les cyclistes lors du Tour de France ! Voyez la fréquence des pleurs immédiatement après une victoire ou une défaite. Que se passe-t-il dans ces corps souffrants ? Car ils souffrent, n'est-ce pas ?

Pourtant ils recommencent ! Pourquoi ? Qu'est-ce qui les pousse à recommencer et bien trop souvent, avant même d'avoir récupéré de l'entraînement précédent ?

Lorsque le corps arrive dans ses possibilités maximales, il commence à souffrir. Il réagit alors en se protégeant. Comme toujours, il a la réponse adaptée pour se protéger. Quand commence la douleur, il fabrique des endorphines. Cette hormone envahit le cerveau et donne un sentiment de bien-être. Elle permet de continuer l'effort.

D'une séance à l'autre, le corps apprend à délivrer sa petite drogue. En dose minimale d'abord, puis à des doses de plus en plus régulières. Morphine ou endorphine, c'est pareil.

La morphine est le produit extrait de l'opium. L'endorphine est le produit naturel fabriqué par le cerveau. C'est une drogue véritable avec état de dépendance progressive et besoin d'aller en fabriquer encore et encore !

Ne saviez-vous pas que tous ceux qui chaque dimanche vont courir, vont en réalité rechercher leur dose de stupéfiant ! Croyez-vous qu'il y a du plaisir à aller pédaler, monter des côtes sous une pluie battante ? Pensez-vous que courir le dimanche en hiver quand la température avoisine le zéro est un vrai bonheur ? Iriez-vous sur un terrain de tennis après avoir travaillé pendant plus de douze heures d'affilée pour le seul bonheur de vous opposer à un ami ?

Tous ceux qui pratiquent le sport de manière excessive sont dépendants des endorphines qu'ils produisent. S'ils ne vont pas fabriquer leur dose, ils sont en état de manque.

Le sport est donc un moyen d'atteindre un certain niveau de plaisir à travers la souffrance physique. Étonnant n'est-ce pas ?

Soyons positif ! La pratique sportive présente tellement d'avantages quand elle est pratiquée sainement que vous pouvez oublier aussi ce paragraphe. Si maintenant votre souhait est de vieillir sainement, peut-être faut-il doser vos efforts pour ne pas vous faire plus de mal que de bien. Nous en reparlerons plus loin.

Le mouvement, ça vieillit comment ?

Ça ralentit, ça freine et puis un jour ça s'arrête !

Parlons raideur : les articulations perdent leur souplesse.

Parlons muscles : ils ne peuvent plus réaliser les mouvements complètement.

Parlons effort : l'effort devient impossible.

Stop ! Je vous sens déprimer. Vous ne croyez tout de même pas que je vais continuer ainsi. Tout cela est de l'histoire. Laissez au passé ce qui appartient au passé. Dans la suite de ce livre, je vous apprendrai à éviter tous ces désagréments. L'avenir est désormais au mouvement, du premier au dernier jour de sa vie.

Tout au plus dans le grand âge, nous ferons l'éloge de la lenteur. Vieillir, c'est aller moins vite. La première chose qui dit votre âge, c'est votre vitesse. Aux jeunes, rapidité et vivacité. Aux plus âgés, la lenteur. Mais pas d'inquiétude, le mouvement sera toujours possible.

Au fait, ça vous intéresse de savoir comment vont vieillir les sportifs ?

Comment vieillit un footballeur ?

Imaginez votre équipe de foot favorite cinquante ans plus tard. On reprend une photo de groupe devant les buts. Comment ont-ils vieilli ? Naturellement, ils ont perdu quelques centimètres. Le footballeur passe une grande partie de son temps à utiliser les muscles freins situés à l'arrière du corps. Le triceps, muscle situé à l'arrière de la jambe, les ischio-jambiers à l'arrière de la cuisse et les muscles lombaires, sont sollicités. Après des années de pratique, depuis le collège jusqu'à une place en vétéran de la commune, les muscles seront raccourcis et tireront le corps vers le bas dans sa plus petite attitude. Cambrure accentuée, tête en avant du corps, dos rond, les footballeurs sont de tous les sportifs, ceux qui vieillissent les plus petits. Notre beau footballeur aux cuisses impressionnantes est devenu un ventripotent de première classe.

Vous venez les filles, il n'y a plus rien à voir !

Et si, il en reste un. Le goal ! Il a perdu moins de hauteur que les joueurs. Celui qui était dans les buts est resté debout. Naturellement, il n'a que peu couru et pendant chaque match on l'a vu par moments, suspendu à la barre transversale.

À d'autres moments on l'a vu se projeter en l'air pour arrêter la balle. Enfin, il a fait des pompes, des tractions, des étirements, des assouplissements et des abdominaux, de quoi éliminer toutes ses tensions postérieures.

Un sur onze, c'est peu, mais il est bien conservé !!!

Comment vieillit un cycliste ?

Mettez-vous en position. Reculez votre chaise de bureau d'une dizaine de centimètres. Avancez les fesses sur le bord de la chaise. Placez vos pieds à plat sur le sol. Mettez vos mains sur le clavier de l'ordinateur. Maintenant, rentrez la tête dans les épaules et essayer de travailler en faisant en sorte que personne ne vous voie. Ça y est. Vous avez presque la bonne position. La semaine assis au boulot, le week-end assis sur le vélo. Le bas du dos bien arrondi pour écraser le plus possible les disques intervertébraux. Manque au bureau cette vibration permanente qui suit les inégalités de la route et se répercute depuis les poignets, les coudes, les épaules et le long de la colonne vertébrale.

Détrompez-vous. J'aime beaucoup les cyclistes. Malgré tous les défauts que je trouve à l'attitude en flexion permanente sur le vélo, c'est un des sports que je considère le plus utile à notre société.

Le pied enfermé dans un cale-pied, les jambes travaillent en poussée en appuyant et en traction en tirant la pédale vers le haut. Les muscles du devant de la hanche prennent de la force. Ils se raccourcissent et perdent leur capacité à s'étendre. Plus tard, le cycliste aura de la difficulté à allonger le pas et marchera moins vite. Le frein à main sera resté un peu serré. L'excès avec les années donne ce physique connu des cyclistes : le dos rond, les jambes musclées et raccourcies, le thorax en avant.

Pourtant le vélo est un sport qui permet d'améliorer le vieillissement parce qu'il entretient la fonction cardiaque et respiratoire. Il faut choisir de pédaler dans la « british attitude », dos légèrement redressé et la selle haute pour éviter ces inconvénients.

Comment vieillit un joueur de tennis ?

Il tape toujours la balle, mais il est passé... au golf. Le tennis est avant tout un sport de jeune. C'est un sport vraiment complet. Après dix ou vingt ans passés sur les courts, le quadragénaire s'essouffle sur les balles.

Un jour, les genoux le stopperont net. Le dos également peut se mettre de la partie. Entraîné dans tous les sens, souvent mal échauffé avant la rencontre, il finira par coincer. Pire encore, le cœur peut souffrir de tant d'efforts et conduire à l'infarctus ! Le tennis est un sport stressant pour le corps.

C'est donc pour cela que les beaux mecs et les jolies jeunes filles qui occupent les courts jusqu'à quarante ans se retrouvent plus tard au club de golf. D'un green à l'autre, ils tapent encore la balle. Ils continuent le chemin à leur rythme avec les mêmes amis. Ils peuvent ainsi poursuivre une pratique sportive très tard dans leur vie, ce qui est bien sûr un gage de santé et de longévité.

Comment vieillit un nageur ?

La natation ! Voilà enfin un sport qui semble définir le sport complet. Voyez les nageuses et les nageurs de compétition sur le bord de la piscine. Toutes et tous ont des corps beaux et bien développés. Leurs épaules sont élargies par des muscles puissants. On devine la tonicité des jambes. Les dos sont enveloppés par des muscles bien apparents. Les ventres sont plats. Les thorax sont rythmés par une respiration à grand volume.

La natation est un sport idéal en théorie. Porté par l'eau lorsque nous nageons, nous utilisons les muscles des membres.

Les bras et les épaules travaillent à brasser l'eau pour nous faire progresser. Les muscles du haut du corps se développent avantageusement. Les cuisses et les fesses animent les pieds comme des palmes et évacuent la graisse contenue dans leurs fibres pour la transformer en un tissu musculaire efficace. La respiration est stimulée à chaque instant. Les poumons développent leur plus grande capacité et augmentent en volume. La pratique régulière entraîne le cœur vers un développement en puissance et en résistance. Le dos est soulagé du poids du corps car l'eau est l'élément porteur. Il n'y a donc plus aucune contrainte sur la colonne vertébrale.

Voici donc en théorie un sport qui peut convenir à tous. Pour toutes ces raisons, nous devrions tous faire de la natation. Oui mais ! Cette résistance acquise dans l'eau est hélas incomplète. La zone lombaire est en effet sous-sollicitée dans la pratique de la natation. Quand on nage, le dos ne fait pas d'effort. Les muscles les plus profonds du dos, qui nous servent à maintenir la rigidité du bas du corps quand nous soulevons des charges ou qui nous permettent de rester de longues heures en position assise ou debout, ne travaillent pas. Les muscles du haut du dos et des épaules sont bien développés. Les muscles des jambes, des cuisses et les fessiers sont également sollicités. Entre les deux, il y a une cassure. La zone lombaire profonde est peu utilisée dans la natation. Les nageurs ont donc un dos sous-développé. S'ils ne veulent pas vieillir avec une cambrure trop importante et une perte de hauteur prématurée, il leur faut équilibrer leur développement par un travail en charge de leur zone lombaire.

Un autre point est important. La température de l'eau est de vingt-cinq degrés. La température de la peau est de trente-trois degrés. Quand nous sommes dans l'eau d'une piscine, nous devons donc réaliser une adaptation pour conserver notre température. Comme les phoques, les otaries ou les baleines, les habitués des piscines finissent par développer une couche de graisse sous-cutanée qui les protège du froid. Cette surépaisseur, de type cellulitique, n'est sans doute pas ce que vous recherchez en premier lieu dans la pratique de la natation.

En conclusion, il faut le dire, la natation est un excellent sport pour qui veut détendre son dos. C'est un sport particulièrement adapté pour développer sa respiration et entraîner son cœur à l'effort. C'est un sport très efficace pour lutter contre les douleurs circulatoires des jambes. Le fait de nager développe harmonieusement la musculature des épaules, du haut du dos, des fesses et des membres inférieurs. Mais si vous souffrez d'une faiblesse lombaire, la natation ne vous apportera rien. Il faut le redire : la natation ne muscle pas le bas du dos !

Comment vieillissent les pratiquants du karaté, de l'ai ki do, du qwan qi do, du judo ?

Ils finissent par devenir pratiquants du taï chi chuan !

Le judo est parfait pour développer sa souplesse. L'aï ki do est parfait pour le mental. Le qwan qi do est parfait pour la coordination. Le karaté est parfait pour tout à la fois. Ces sports peuvent être pratiqués depuis le début de l'adolescence jusqu'à la quarantaine avancée, voire plus tard si on poursuit un entraînement personnel hors du dojo et de l'esprit de compétition.

La pratique des arts martiaux, au-delà de l'entraînement physique personnel, permet d'harmoniser les tensions mentales liées au stress. Réalisant les mouvements le plus souvent dans les torsions, elle place les muscles dans leur meilleur plan pour être étirés. Les arts martiaux développent les corps en souplesse, en force, en endurance, en résistance. Ils font travailler le mental en intelligence du geste et favorisent la coordination. Ils permettent d'égaliser les tensions musculaires et atténuent les effets du stress sur l'organisme. Quand ils ont été pratiqués longtemps avec intelligence, ils donnent un sentiment d'invincibilité face aux différents événements de la vie, permettant de passer les années avec un esprit sain et détendu.

Dans la deuxième partie de sa vie, le pratiquant en arts martiaux adaptera sa pratique à ses capacités physiques. Il ne jouera plus sur la vitesse et l'agilité du geste et préfèrera travailler sur la lenteur du mouvement et l'équilibre dans l'espace.

Il deviendra un adepte du tai chi chuan et pourra, « si le corps lui en dit », poursuivre sa pratique au-delà de quatre-vingt-dix ans.

Comment vieillissent les coureurs à pied ?

Dimanche matin sur les bords d'une rivière française, dans un parc, au bord de la mer ou dans n'importe quel autre lieu. Installez-vous confortablement pour profiter et regardez ! Vous ne tarderez pas à voir apparaître un « joggeur », puis un autre, puis d'autres encore. Ils viennent ici pour le plaisir de se dégourdir les jambes après une semaine passée au bureau ou à l'usine. Ils recherchent le grand air pour nettoyer leurs poumons. Ils souhaitent nettoyer leur corps de toutes les impuretés accumulées par une nourriture trop abondante, trop grasse ou trop sucrée. Ils ont choisi de courir parce que c'est l'action la plus naturelle qui soit.

Regardez-les bien ! Ils ont le pas léger, la démarche souple, la respiration libre. Ils viennent de parcourir huit à douze kilomètres et on les sent capables d'en recourir autant. Ils ont le teint frais, le sourire aisé et sont détendus comme après une belle promenade.

Bien sûr, ils ont raison de courir. Leur corps est adapté pour la course. Le mieux qu'on puisse leur souhaiter est de pouvoir poursuivre à leur rythme pendant de très nombreuses années.

Eh ! Ne partez pas ! Restez encore un peu. D'autres arrivent là-bas au bout du chemin. Ce sont aussi des « joggeurs du dimanche ». N'est-ce pas un bel effort qu'ils font là à courir chaque semaine. N'est-ce pas que faire du sport est une action nécessaire pour vivre longtemps en santé ? Oui mais ! Ne trouvez-vous pas leur démarche un peu lourde ? Ne trouvez-vous pas leur corps un peu raide ? Ne trouvez-vous pas qu'ils sont un peu essoufflés ? On sent l'effort poussé à l'extrême des possibilités du corps. Ils ont le teint gris bleu des gens parvenus au maximum de leurs capacités. On leur souhaite ensuite de se reposer pour récupérer.

Êtes-vous vraiment fait pour la course à pied ?

Considérons les humains. Nous sommes très différents dans nos capacités physiques. Certains sont naturellement faits pour courir ou sauter. D'autres sont plutôt destinés à marcher de longues distances, porter des charges ou réaliser un travail en restant penchés en avant pendant de longs moments.

Impossible de lire cela dans le physique. Le fait d'être svelte et élancé ne signifie pas que vous soyez fait pour la course à pied. Le fait que vous soyez discrètement enrobé d'un excès de graisse et de sucre ne signifie pas que vous disposez d'une force au-dessus de la moyenne, prêt à soulever toutes les charges possibles. Seule une lecture attentive de votre bassin, à partir d'indices mesurés en position debout puis lorsque vous vous penchez en avant permet de vous classer dans les « coureurs-sauteurs » ou les « marcheurs-porteurs ». Ceci est vrai au masculin comme au féminin.

Donc inutile de courir chaque semaine après votre compagnon ou votre compagne en espérant un jour atteindre son niveau de vitesse, d'endurance et de résistance. Si vous êtes d'une constitution de « marcheur-porteur », vous n'atteindrez jamais votre objectif. Chaque fois vous vous désespérerez de ne pouvoir tenir le rythme. Plutôt que de vous détendre et de profiter avec plaisir de ce footing matinal, vous en reviendrez fourbue ou fourbu et aurez besoin d'un à deux jours en début de semaine pour récupérer de cet effort excessif. Acceptez-le une fois pour toutes, vous n'êtes pas fait pour la course à pied ! Vous pouvez courir chaque semaine si le cœur vous en dit, mais uniquement à votre rythme et non au rythme imposé par un ou une amie... qui vous dit qu'il ou elle vous aime et vous conduit vers des « chronos » qui ne sont pas à votre portée.

Le mouvement, ça s'entretient comment ?

En marchant du premier au dernier jour de sa vie ! La marche est nécessaire à l'homme comme la respiration, l'alimentation et la boisson. L'absence de marche nuit à l'organisme. Un corps qui ne marche pas sera un corps prématurément usé, vieilli, voûté et tassé.

Qu'apporte la marche à l'organisme ?

La marche est l'activité humaine qui sollicite tous les grands systèmes du corps.

Premier bonus : marcher met en jeu l'ensemble des articulations du corps dans des mouvements spiralés ! Le fait d'avancer un pied devant l'autre entraîne le corps dans une torsion alternative qui oppose bras et jambes. Les jambes sont entraînées dans une torsion autour de leur axe propre, une fois vers l'intérieur, une fois vers l'extérieur. Jambe droite – bras gauche, jambe gauche – bras droit, nous marchons en quatre temps qui s'enchaînent presque simultanément. Entre les deux, la colonne vertébrale est animée d'un mouvement de torsion en spirale une fois vers la droite, une fois vers la gauche. **La marche entretient les articulations et prévient l'arthrose**.

Deuxième bonus : marcher met en jeu une combinaison musculaire depuis les pieds jusqu'à la tête. Chaque muscle du corps se contracte puis se détend alternativement pour permettre la progression. La plupart des muscles du corps depuis les pieds jusqu'à la tête sont sollicités. **La marche entretient vos muscles et prévient la perte de hauteur du corps**.

Troisième bonus : marcher entraîne une augmentation du rythme cardiaque de vingt à trente pour cent par rapport au rythme de repos. La respiration mobilise chaque partie des poumons et a une action nettoyante de l'arbre pulmonaire aussi efficace que la course à pied. La marche favorise le travail du ventre. Un individu qui marche régulièrement aura un ventre plus plat et plus tonique qu'un individu assis à son bureau ou au volant de sa voiture. **La marche entretient votre cœur, votre respiration et votre look vieillissant.**

Quatrième bonus : marcher est le seul remède efficace pour lutter contre la stase veineuse et les jambes lourdes. À chaque pas, le poids du corps écrase entièrement d'arrière en avant la semelle plantaire. C'est un peu comme si on écrasait une éponge en faisant rouler dessus un rouleau à pâtisserie. Le sang est refoulé depuis les pieds vers les veines des jambes. La répétition des pas crée un courant ascendant permanent. Lorsque vous marchez, le sang est refoulé vers le haut et ne stagne pas aux différents carrefours veineux. **La marche prévient la gêne occasionnée par un vieillissement prématuré du système veineux**.

Cinquième bonus : on parle fréquemment de la marche digestive. Qu'est-ce que cela signifie ? Lors de la marche, la torsion alternée de la colonne vertébrale, entraîne un massage permanent des organes contenus dans le ventre. Les mouvements du diaphragme s'additionnent à ceux des muscles abdominaux pour créer un brassage permanent de l'estomac et des intestins. Ces mouvements mécaniques répétés lors de la marche favorisent la digestion et diminuent le travail des organes. Marcher après un repas améliore un transit intestinal paresseux et évite la surcharge du bas ventre qui apparaît après un repas copieux et aura tendance à persister avec les années. **La marche aide votre digestion.**

Sixième bonus : marcher sollicite votre cerveau – commande motrice de certains muscles, commande frénatrice d'autres muscles, réception d'informations en provenance des différents capteurs du corps pour connaître les inégalités du terrain ou les obstacles possibles. Une marche régulière entretient la coordination du corps, la vitesse de réponse aux ordres du cerveau et permet de se prémunir du risque de chute dans le grand âge. **La marche prévient le vieillissement de votre cerveau.**

Septième bonus : marcher favorise le travail cérébral et la concentration. Après quelques minutes de marche, vous êtes plus calme et plus détendu. Partir du bureau en marchant, c'est effectivement « laisser ses soucis au bureau ». Après un moment de marche, vous mobilisez plus d'oxygène que lorsque vous êtes au repos, au bureau ou dans votre voiture. Le corps d'un homme ou d'une femme en marche est à un niveau supérieur de conscience que lorsqu'il est au repos. **La marche diminue la répercussion du stress sur votre organisme et améliore votre créativité**.

Huitième bonus : vous en voulez encore ?

- Marcher est la meilleure manière d'aller vers les autres et de faire des rencontres agréables.
- Marcher permet d'être écologique en évitant de polluer la planète des déchets de combustion de votre véhicule.
- Marcher permet d'être écologique en évacuant les déchets de combustion du système musculaire et évite de polluer son propre corps en accumulant ces déchets dans l'organisme, ce qui conduit aux dépôts de cholestérol par exemple.
- Marcher permet de prendre du temps pour soi. Personne ne peut marcher à votre place ! Pendant que vous marchez, vous faites quelque chose pour vous. Avec les années, chaque pas, chaque promenade que vous aurez

réalisée se lira dans votre corps comme un facteur de moindre vieillissement.

- Enfin, j'allais l'oublier : marcher sert aussi à se déplacer. C'est même la manière la plus humaine de le faire.

Marcher n'est pas un sport, c'est une activité physique. C'est la seule activité physique nécessaire et obligatoire pour conserver un corps en pleine forme ! Il n'en existe pas de plus naturelle. Marcher régulièrement est la première chose à faire quand on veut retarder les étapes du vieillissement.

Combien de temps faut-il marcher par jour pour en retirer tous les bienfaits ? Chaque jour, deux fois trente minutes à un rythme rapide. Ce qui représente pour un déplacement à la moyenne de six kilomètres par heure, trois kilomètres matin et soir. Pour mémoire, la vitesse moyenne de déplacement d'un véhicule en ville est de un peu plus de cinq kilomètres à l'heure. Donc on se déplace aussi vite à pied qu'en voiture !

Maintenant si vous avez besoin de votre voiture pour vous déplacer, essayez de marcher le plus possible dès que vous le pouvez. Trois fois vingt minutes par jour en allongeant le pas est une autre manière de faire.

N'hésitez pas à profiter de vos journées de repos pour entreprendre une marche plus longue. La marche est un facteur de longévité pour vous. C'est aussi une action qui favorise la croissance de vos enfants. Un enfant à partir de cinq ans peut marcher autant de kilomètres qu'il a d'années sans fatigue. Il suffit de l'habituer très tôt à le faire. Donc un enfant de huit ans peut marcher huit kilomètres un dimanche après-midi sans fatigue excessive, un enfant de neuf ans, neuf kilomètres, etc.

À quel rythme marcher ? C'est chacun en fonction de ses possibilités et de son habitude. Le meilleur rythme est celui auquel vous n'aurez pas l'impression de faire d'effort. Vous ne devez pas être essoufflé, ni ressentir de douleurs ou de crampes musculaires. La meilleure manière de tester ses capacités maximales est de pouvoir parler, siffler ou chanter tout en marchant. Dans tous les cas, quand vous marchez, marchez plus vite ! C'est important pour votre santé.

Comment marcher ? J'ai oublié de vous donner la recette : il suffit de mettre un pied devant l'autre et de recommencer !

« Sport ou no sport ? »

Churchill avait-il raison ? L'exercice physique régulier est un des éléments obligatoires d'une vie longue, saine et en santé. Faire du sport est un des moyens de faire de l'exercice mais ce n'est pas le seul. Toute la différence est contenue dans cette simple phrase. Faire du sport est une des nombreuses manières de faire de l'exercice.

Pratiquer un sport n'est pas obligatoire. Pratiquer une activité physique est obligatoire. On peut aussi trouver des qualités identiques à des activités qui ne sont pas du sport. Faites le ménage de votre intérieur de fond en comble une fois par semaine : vous constaterez que vous vous mettrez rapidement à transpirer. Si vous avez un jardin : bêchez, arrachez les mauvaises herbes, tondez votre pelouse, vous découvrirez une autre activité physique pour entretenir le corps. Il existe beaucoup d'activités qui ne sont pas du sport mais qui sont des activités physiques. À chacun de découvrir ce qui s'adapte le mieux à sa vie personnelle et à ses goûts.

Chapitre 7.

Le sommeil

Pour bien vieillir,
il faut d'abord bien dormir.

Le sommeil, ça vit comment ?

Tous les soirs depuis votre naissance, vous ressentez une irrépressible envie de vous allonger et de dormir. Que le sommeil vienne naturellement en quelques instants ou qu'il tarde à venir, vous l'attendez comme une délivrance. Le sommeil, comme la respiration, comme l'alimentation, fait partie de nos besoins.

Le sommeil est une des clés du bien-être. C'est un traitement permanent du corps. C'est la seule méthode anti vieillissement qui ne coûte rien, peut être utilisée par tout le monde et donne d'excellents résultats. Dormir un tiers de sa vie est une des recettes pour avoir un corps sain à un âge avancé.

Pourquoi dormir ?

Puisqu'il faut dormir, autant savoir à quoi ça sert. Qu'apporte le sommeil à l'organisme ? Deux ou trois choses essentielles à notre survie : le repos physique, le repos mental et la cicatrisation.

En pratique, nous utilisons notre corps et toutes ses capacités au cours de la journée qui passe sans prêter attention à la manière dont nous en usons et en abusons.

C'est un peu comme avec notre ordinateur. Quand nous avons appuyé sur la touche « Démarrer », nous l'utilisons sans réfléchir au désordre que nous mettons sur le disque dur ! Nous ouvrons un fichier, puis un autre, nous réalisons des modifications dans un fichier ancien. Nous passons d'une application à une autre sans nous soucier de quelle manière il va pouvoir réaliser la mise en mémoire. Nous le surchargeons d'informations, de fiches de données écrites, de fiches de calculs, de photos, de vidéos, de musiques et cela pendant des centaines d'heures.

Notre manière d'agir avec notre corps est la même. Dès l'instant où nous nous levons, nous l'utilisons sans réfléchir au désordre que nous mettons dans sa belle organisation. Nous ouvrons le fichier « prise d'aliment » et absorbons un lot de nourritures différentes qu'il faut ensuite digérer, puis transformer afin de les utiliser. En même temps que nous nous abreuvons de données intellectuelles, nous ouvrons un fichier « son » en allumant la radio, un fichier « visualisation » en lisant le journal, un fichier « communication » en échangeant quelques paroles avec une autre personne. Sans compter le fichier « Comment vais-je m'habiller ce matin ? » et le fichier « Où est mon tube d'after-shave ou mon pot de fond de teint ? » Question qui, à partir d'un certain âge, est obligatoirement précédée de la phase rituelle « Où ai-je mis mes lunettes ? ».

Tous ces fichiers sont ouverts en même temps et le disque dur, c'est-à-dire notre cerveau doit éviter de « bugger » pour se rappeler que ce matin en particulier, il faut conduire le petit à la piscine, rappeler au mari ou à la femme que le plombier doit enfin venir ce soir pour réparer le joint de la baignoire qui fuit depuis plus de trois mois, sans omettre de penser à cette réunion super importante qui vous préoccupe depuis plusieurs semaines, fichier qui n'a jamais été fermé depuis que vous préparez cette rencontre avec un client, et vous a même réveillé la nuit à quelques reprises.

Il faut ajouter les actions physiques à accomplir au cours de ce début de journée : se doucher, se préparer, faire son lit, conduire une voiture ou attraper en vitesse le bus, le métro ou le train pour aller au travail. Nous ne pensons pas à toutes les actions musculaires mises en fonction pour monter et descendre les escaliers, passer dans la foule, presser le pas ou courir parfois dès le matin, porter des charges, etc., sans oublier qu'aujourd'hui nous avons ajouté à toutes ces actions le fait d'échanger avec un proche, un client ou un collègue par téléphone mobile interposé.

Imaginez l'ensemble des actions demandées au corps en une journée normale ! Le simple fait de descendre un escalier est un acte complexe qui met en action toute la conscience neuromusculaire pour éviter la chute. Vous pensez sans doute que descendre un escalier à votre rythme normal est un acte que vous réalisez aisément. Essayez donc de descendre le prochain escalier à votre vitesse habituelle mais les yeux clos, vous verrez la complexité de cette action et toutes les activités musculaires mises en route pour éviter la chute permanente.

Imaginez ce que vit notre cerveau lorsqu'en plus nous vivons ces journées avec une pensée inquiète pour la santé d'un de nos proches, avec un travail de deuil à accomplir, avec l'insatisfaction d'un travail décevant ou, pire encore, pas de travail !

Imaginez également ce que vit le corps lorsque nous avons un peu trop rempli notre assiette au cours du repas de midi et qu'il doit accomplir chaque action en pensant à digérer et éliminer en même temps ! Parfois nous avons un peu trop rempli notre verre et le corps doit pourtant poursuivre son chemin. On comprend alors qu'il « bugge » et nous entraîne dans une démarche un peu déséquilibrée ou dans des propos perturbés.

Sans oublier que nous agissons du matin au soir avec la conscience d'être, en réfléchissant inconsciemment à de multiples choses à la fois. Vous comprenez alors le parallèle qu'il y a entre notre corps et un ordinateur puissant capable de gérer des millions de données dans le même temps.

Sans compter tous les événements qui inter-agissent sur nous et dont nous ne sommes pas responsables : rencontres plus ou moins amicales de virus, de bactéries, d'agents polluants, choc physique dans la foule contre une personne mal orientée, information stressante entendue à la radio à propos d'événements se passant à l'autre bout de la planète.

Que se passe-t-il dans l'ordinateur au bout de quelques centaines d'heures ? Il y a un grand désordre dans le disque dur. On dit que le disque est « fragmenté ». Il est temps de faire le ménage sinon il devient lent et peine à vous restituer les données. Il faut pendant un moment mettre l'ordinateur en pause pour une « dé-fragmentation », c'est-à-dire une remise en ordre des données avant de reprendre du service avec toutes ses capacités. Ce temps de « ménage – dé-fragmentation » est le sommeil de l'ordinateur.

C'est pareil pour vous. À la fin d'une journée, le corps a besoin d'un temps de repos et de sommeil. Il faut que vous cessiez de l'utiliser pendant un certain temps pour qu'il puisse « faire son ménage » et vous permettre de repartir le lendemain.

Que se passe-t-il quand on dort ?

La même chose que lorsque vous dé-fragmentez votre ordinateur. Les actions requises sont :

- passer en revue l'ensemble du disque dur,
- repérer les zones abîmées ou hors service,
- réparer,
- sauvegarder les données nouvellement acquises,

- garder une mémoire des différentes actions réalisées par l'utilisateur,
- effacer les données inutiles et formater la zone du disque non utilisée,
- réinitialiser l'ensemble du système,
- redémarrer.

Quand vous dé-fragmentez votre ordinateur vous ne pouvez pas accomplir d'autres tâches et devez laisser le système travailler seul. De même, vous devez mettre votre corps au repos chaque nuit pour qu'il réalise son auto-entretien.

Voyons comment nous réalisons la pause « sommeil – défragmentation » de notre corps.

- Passer en revue le disque dur : contrôle de l'ensemble du corps pour vérifier son intégrité. Peau, os, muscles, cœur, respiration, organes, chaque grande fonction est contrôlée.

- Repérer les zones abîmées ou hors service : vous avez eu une journée intense. Après l'effort, le nettoyage est incomplet. Les muscles n'ont pas de pot d'échappement. Ils produisent plus de déchets qu'ils ne peuvent en évacuer par le sang. Ces déchets sont stockés par les muscles. Le corps profite des phases de sommeil pour réaliser un nettoyage en profondeur. Quand les muscles sont décontractés, le sang circule plus librement. Il draine les vaisseaux les plus petits et évacue les déchets de combustion de l'activité musculaire. C'est le « Grand ménage » du corps.

- Réparer : la nuit est le moment idéal de cicatrisation et de guérison. Au cours de son autocontrôle, le corps détecte les cellules qu'il ne reconnaît pas. Il a pu être envahi par un virus ou quelques bactéries inamicales. Il a pu fabriquer par erreur des cellules incorrectes, comme dans le cas du cancer par exemple. Le corps profite des périodes de sommeil pour lutter contre l'envahisseur et préparer sa riposte. Dans le cas de maladies graves, il fait sa propre chimiothérapie au cours de la nuit et progresse vers la cicatrisation et la guérison.

Un corps régulièrement reposé prend soin de lui. Il sait dès l'apparition de cellules incorrectes réaliser une correction et effacer le problème. Un corps fatigué ou qui manque régulièrement de sommeil n'a pas la capacité de repérer un envahisseur malvenu. La maladie se développe.

De même que votre ordinateur est capable d'isoler les données incorrectes ou mal enregistrées et de réparer seul son système, votre corps est capable d'isoler des cellules malsaines puis de les détruire ou de les reconstruire. Le corps est capable d'autoguérison. C'est une des fonctions premières de l'organisme que d'assurer sa survie en corrigeant immédiatement chaque trouble ou déséquilibre qui l'atteint.

- **Sauvegarder les données nouvellement acquises** : vous vous rappelez fort bien le goût du premier « Carambar » mangé à la récréation. Vous êtes capable de réciter une fable de La Fontaine apprise quand vous aviez huit ans. Vous pouvez raconter à vos petits-enfants cette mémorable journée, quand vous aviez douze ans, où vous vous étiez perdus en forêt avec Papa, pourtant si sûr de son sens de l'orientation. Par contre, vous avez totalement oublié de quelle manière votre grand-mère vous avait appris à rattraper la mayonnaise et cela vous serait bien utile aujourd'hui !

La nuit, lors du plus profond de votre sommeil, votre cerveau effectue ses sauvegardes. Il mémorise les éléments importants de la journée.

Par exemple, vous mettez ainsi en mémoire chaque goût que vous rencontrez depuis votre naissance. Cette mémoire du goût, lorsqu'elle est fréquemment sollicitée, devient une véritable bibliothèque où les plus gourmets d'entre nous vont thésauriser les mets les plus brillants préparés par les grands chefs de la cuisine française. Par contre, le goût du Carambar ne changeant pas d'une dizaine d'années à l'autre, il aura été mis en mémoire une seule fois. Si vous avez aimé ce goût, vous saurez le retrouver toute votre vie.

Le corps classe au cours de la nuit. Il réalise la mise en mémoire en l'associant à des molécules chimiques qu'il conserve en bibliothèque. Vous pourrez ainsi le retrouver un autre jour ou parfois une autre année en cas de besoin.

- Garder une mémoire des différentes actions réalisées par l'utilisateur

Vous pouvez mettre en mémoire une récitation, une chanson, une formule mathématique ou une suite de numéros de téléphone.

Vous mettez en mémoire une balade dans des paysages montagneux magnifiques, un geste professionnel nouvellement acquis, le mode d'emploi de votre téléphone portable, un trajet pour aller chez un ami, le visage d'une personne rencontrée aujourd'hui et des milliers d'autres choses dont vous n'avez même pas l'idée.

Le cerveau passe en revue l'ensemble de vos faits et gestes de la journée et les traduit en formules chimiques complexes qui seront autant de fichiers qu'il vous restituera dès que vous ferez appel à votre mémoire. Voilà à quoi servent les milliards de neurones qui constituent notre cerveau : être le support de notre mémoire. Chaque nouvelle formule chimique inventée par le corps permet de connecter un ou plusieurs neurones entre eux. Cette connexion, nommée synapse est le « lien hypertexte » de notre cerveau.

- Effacer les données inutiles et formater la zone du disque non utilisée : vous avez oublié votre colère lorsque votre fille vous a ramené un zéro en mathématiques. C'était un événement parmi d'autres dans l'éducation de votre enfant. Une fois l'événement passé, votre cerveau l'a caché au fond de votre mémoire dans un fichier des choses peu importantes. Si la chose ne se reproduit pas, vous ne vous en rappellerez plus.

Pourtant votre cerveau l'a mémorisé. On peut appeler cela un formatage incomplet.

Pour votre fille, l'histoire est différente. Elle se souvient de cette colère. Son cerveau l'a classée dans la mémoire des grands événements de sa vie. Depuis elle fait donc de réels efforts pour améliorer sa moyenne.

Votre cerveau efface donc chaque nuit les événements vécus. Selon le cas, il décide de les placer dans une mémoire immédiatement disponible. Dans d'autres cas, il crée des fichiers cachés d'où ils ne ressortiront qu'en cas de rappel intense.

Pourquoi ne vous rappelez-vous pas comment faire revenir la mayonnaise ? Pourquoi confondez-vous ce paysage des montagnes du sud avec un lieu où vous êtes allé si souvent ? Pourquoi oubliez-vous chaque fois comment retrouver le dernier numéro appelé sur votre portable ? Pourquoi êtes-vous incapable de retrouver la maison de votre ami alors que vous êtes sûr d'avoir pris le bon chemin ? Pourquoi ne retrouvez-vous pas le prénom de cette personne qui vous a été présentée hier et qui se rappelle très bien du vôtre ?

La mise en mémoire est réalisée en fonction de nombreux critères dont les plus importants sont la disponibilité du cerveau au moment de l'acte et la qualité du sommeil nocturne.

Lorsque ce nouveau collègue de travail vous a été présenté hier, vous avez prêté attention au chapeau à bord large qu'il portait. Quand son prénom a été prononcé, vous vous êtes souvenu de celui d'un acteur de cinéma qui porte lui aussi un chapeau à bord large. Au moment où vous auriez dû enregistrer son prénom, vous étiez en train de faire des recherches dans votre mémoire. Impossible de mémoriser en même temps que l'on recherche dans ses souvenirs. Résultat : vous n'avez pas retenu son prénom !

Pour aller chez votre ami, il faut tourner à droite dès que vous passez le rond-point. Pourtant sans vous en rendre compte, vous tournez à gauche et prenez chaque fois la route opposée. Quand vous êtes allé chez lui la première fois, vous ne conduisiez pas votre véhicule car le repas avait été bien arrosé. Le travail de mise en mémoire n'a pas eu lieu. Votre cerveau était déjà suffisamment occupé à nettoyer vos cellules du désordre engendré par une prise d'alcool excessive.

Comment retrouver le dernier numéro appelé sur un portable ? C'est enfantin pour tout le monde. L'ennui est que vous avez décidé que les modes d'emploi de toutes ces nouvelles technologies étaient sans intérêt et que vous pouviez très bien apprendre tout par vous-même. Depuis, chaque fois qu'un apprentissage concerne un nouvel outil, vous faites un blocage et ne mémorisez pas les actions à accomplir. Si une personne se donne la peine de vous expliquer en détail comment faire, au cours de la nuit suivante, votre cerveau se rebelle et annule l'enregistrement des données puisque au plus profond de vous-même l'ordre est de ne pas se rappeler. Donc il efface les données, tout simplement !

Ce paysage de montagne que vous voyez en photo, vous y êtes allé, il y a une dizaine d'années. C'est sans doute le plus beau paysage de montagne que vous ayez jamais vu. La preuve, vous avez fait un agrandissement de la photo dans votre bureau. Cette année-là est aussi celle des pires vacances que vous ayez jamais passées : temps pluvieux, camping détestable, enfants impossibles, mari ou femme distant ! Résultat, vous avez rapidement effacé ce souvenir de votre mémoire. À la place, vous avez mémorisé ce lieu où vous aimez tant retourner car vous y avez des amis avec qui vous partagez des moments de pur bonheur. Ce mélange des lieux dans votre mémoire est encore un travail de vos nuits.

Et la mayonnaise ! Comment la rattraper quand elle tourne ? Quand on va chez sa grand-mère en vacances, on sort parfois tard le soir car elle ne met pas de vraies limites. Résultat, le sommeil manque. Le corps est un peu ralenti au cours de la journée. Le niveau de mémorisation est faible... et pour une vie entière on ne sait pas rattraper la mayonnaise !

Formatage impossible ! Trop de fichiers ouverts en même temps

La fatigue « formate » le cerveau, c'est-à-dire empêche la mémorisation. De la même manière, la fatigue cache les déséquilibres du corps. Le cerveau les corrige d'une manière incomplète au cours de la nuit. C'est pour cette raison qu'on est plus souvent malade quand on est fatigué. La nuit ne fait pas son travail de régulation. Pour la même raison, la peau devient plus terne, développe plus de boutons ou de rides quand on dort d'une manière insuffisante. Le corps n'a pas le temps de prendre soin de lui. Il va à l'essentiel, l'entretien des grandes fonctions et oublie les petits défauts qui deviennent les facteurs du vieillissement.

Chaque événement stressant est mis en mémoire, vient s'ajouter aux autres déjà vécus et reste en permanence au seuil de la pensée. Ces éléments se surajoutent. Au cours de la nuit, le cerveau tente de s'en libérer. Quand il y en a trop, il est dépassé et ne sait plus comment se protéger. C'est comme quand la mémoire vive de votre ordinateur est saturée. Impossible de procéder à une dé-fragmentation ! Le cerveau ne sait plus ce qu'il doit effacer pour procéder à son nettoyage quotidien. Vos nuits sont alors agitées de cauchemars, interrompues par des phases d'insomnies et votre corps devient malade. Avant cette étape, il vieillit plus vite.

- **Réinitialiser l'ensemble du système** : c'est ce qui nous permet de repartir en pleine forme le matin. La nuit a été efficace. Le corps est reposé. Les muscles sont prêts à réaliser de nouveaux efforts. La peau est belle. Le cerveau est libéré de tous les événements de la veille. L'organisme remis à neuf est prêt à repartir pour une nouvelle journée. La nuit est une cure de rajeunissement répétée. Il n'y a rien de meilleur qu'un repos régulier pour être toujours en forme.

- **Redémarrer** : le réveil matinal doit vous retrouver disponible. Bien reposé, vous êtes prêt à aborder cette nouvelle journée avec entrain. Vous êtes prêt pour vivre harmonieusement chaque événement du jour. Vous partez à la rencontre des petits bonheurs qui font notre quotidien.

Si vous vous levez chaque jour dans de telles dispositions, les années n'auront pas d'emprise sur vous. Les difficultés rencontrées ne laisseront que peu de marques. Plus vous vieillirez et plus votre visage gardera la marque de vos bonheurs quotidiens. Chaque nuit effacera les difficultés rencontrées la veille. Longue vie à vous. Soyez heureux de rester jeune quel que soit votre âge !

Le sommeil, ça vieillit comment ?

La durée du sommeil varie au cours de la vie. On dort moins en vieillissant. Des travaux physiquement pénibles, la pratique d'un sport ou d'une activité intellectuelle intense, conduit à un sommeil durable et profond. Le manque de dépense d'énergie, la répétition du stress, l'angoisse d'une attente quelconque, donnent un sommeil de mauvaise qualité.

De quoi se compose une nuit de sommeil ?

Quatre mi-temps de une heure trente à deux heures, une pause principale avec changement d'équipe, deux pauses intermédiaires facultatives.

Balle au centre, tête sur l'oreiller.

- Début de la première mi-temps : entre vingt-deux et vingt-trois heures.

1- Endormissement et sommeil superficiel. Comptez de 1 à 10 puis laissez faire.
2- Sommeil léger, quelques minutes : respiration calme. Le cerveau passe en revue d'une façon brève les événements marquants de la journée. Le cerveau fait le ménage.
3- Sommeil profond, dix à quinze minutes : tension artérielle basse, cœur lent, égalisation des temps respiratoires.
4- Sommeil très profond, quarante-cinq minutes : réveil impossible. Déconnexion du monde réel. Le cerveau ne pense pas. Il s'occupe de l'entretien, soigne et cicatrise.

- 2 à 3 minutes. Pause facultative. Aller aux vestiaires vider une vessie si besoin.

- Début de la deuxième mi-temps : entre minuit et demi et une heure trente du matin.

1- Ré-endormissement immédiat et sommeil superficiel. Comptez de 1 à 3 puis laissez faire.
2- Sommeil léger bref.
3- Sommeil profond : tension artérielle basse, cœur lent, égalisation des temps respiratoires.
4- Sommeil très profond, quarante-cinq minutes : réveil impossible. Déconnexion du monde réel. Le cerveau ne pense pas. Il a encore un grand travail devant lui pour réaliser dans l'heure les réparations usuelles.

- 2 à 7 minutes. Pause possible du jeune adulte. Pause obligatoire après cinquante ans ou en période de stress. Aller aux vestiaires vider une vessie si besoin. Boire un verre d'eau. Mettre le lave-linge en route. Ne pas regarder les factures !

- Début de la troisième mi-temps : entre trois et quatre heures.

Version nature :

1- Ré-endormissement immédiat et sommeil superficiel. Comptez de 1 à 3 puis laissez faire.

2- Sommeil léger bref.

3- Sommeil paradoxal : tension artérielle normale, cœur et respiration variables, roulement des yeux sous les paupières, mouvements du corps avec agitation possible, érection. Le cerveau rêve.

Version stress modéré :

1- Pas de ré-endormissement immédiat.

2- Sommeil superficiel. Comptez les moutons, puis les poteaux de clôtures et laissez faire.

3- Sommeil léger bref.

4- Sommeil paradoxal : tension artérielle normale, cœur et respiration variables, roulement des yeux sous les paupières, mouvements du corps avec agitation possible, érection. Le cerveau rêve.

Version stress important :

1- Pas de ré-endormissement.

2- Sommeil superficiel. Comptez les moutons à quatre pattes et les moutons à cinq pattes. Comptez les poteaux de clôtures, mesurez la distance entre chaque poteau, calculez ensuite la longueur de fil nécessaire pour refaire la clôture en trois hauteurs, en faisant le tour de chaque poteau une fois. Vous avez une heure trente à perdre.

Version relax :

1- Pas de ré-endormissement.

2- Descente au frigo : yaourt ou verre de lait conseillé.

3- Pessimistes : lire les factures. Optimistes : encaisser les chèques.

4- Lire ou écrire une heure trente.

- 2 à 3 minutes. Pause facultative. Ceux qui sont debout se recouchent !

- Début de la quatrième mi-temps : entre cinq et six heures.

Version nature :

1- Ré-endormissement immédiat et sommeil superficiel. Comptez de 1 à 3 puis laissez faire.

2- Sommeil léger bref.

3- Sommeil paradoxal : tension artérielle normale, cœur et respiration variables, roulement des yeux sous les paupières, mouvements du corps avec agitation possible, érection. Rêves parfaits.

Version stress modéré :

1- Pas de ré-endormissement immédiat.

2- Sommeil superficiel.

3- Sommeil léger : pensées diffuses. Quelques rêves.

Version stress important :

1- Pas de ré-endormissement.

2- Sommeil superficiel. Pensez aux factures à payer. Refaites votre budget mensuel et ajoutez le prix du fil pour la clôture !

3- Vous avez une heure trente à perdre.

La durée nécessaire à chacun au cours de sa vie est huit heures par nuit avec une variation d'environ une demi-heure en plus ou en moins. Ceux ou celles qui disent ne pas nécessiter plus de cinq à sept heures de sommeil, contraignent le corps et seront usés prématurément.

Le sommeil est une chose difficile à partager. On peut mettre en commun le temps précédent l'endormissement, pour s'assurer que l'acte d'amour est toujours aussi bienfaisant et remplace le meilleur des somnifères. On peut également partager une insomnie durable en goûtant le plaisir de refaire une visite au réfrigérateur ou encore en se lançant dans une partie d'échec. Mais si l'un dort et l'autre pas, c'est l'ennui assuré pour celui qui est en panne de rêve, car à moins de savoir utiliser les merveilleux moyens de l'hypno-sophrologie, il est impossible de donner soi-même du sommeil à quelqu'un.

Contre les insomnies, il n'y a aucun remède. La seule solution, c'est de se coucher et de dormir !

Le sommeil, ça s'entretient comment ?

Le sommeil s'éduque et se rééduque, comme toutes les autres fonctions. Il vaut mieux apprendre et comprendre ce que doit être un bon sommeil que de prendre chaque jour une pilule à dormir. Si vous dormez mal, faites l'inventaire de tout ce qui peut nuire à votre sommeil. Il est parfois difficile de trouver une solution à tous ses soucis. L'apprentissage d'une méthode de relaxation est peut-être un moyen de vous soulager de certains stress ! Penser vacances ou relaxation peut libérer le cerveau des éléments négatifs qui le surchargent et les remplacer par quelques émotions positives.

Attention, vous avez un train à prendre ! Connaissez-vous l'heure de ce train ?

Pour ne pas « louper » un train, il faut être à la gare quelques instants avant le départ. Pour bien s'endormir, il faut être couché avant l'heure de l'endormissement naturel. Cette heure n'est pas la même pour tout le monde. Une grande partie d'entre nous a l'habitude de se coucher après la fin du film ou de l'émission qui occupe le temps du début de soirée. Certains s'endorment aisément. D'autres, sans comprendre pourquoi, souffrent de ne pas trouver le sommeil avant un long moment. Certains semblent presque instantanément descendre dans un sommeil profond. D'autres ont un premier sommeil très léger, sont réveillés au moindre bruit et se retournent plusieurs fois dans le lit avant de trouver un véritable abandon.

Il y a ceux qui disent n'avoir jamais su s'endormir depuis leur petite enfance. Il y a ceux qui déclarent qu'à vingt ans, ils comptaient jusqu'à dix et étaient endormis à dix, et qui à cinquante ans, comptent jusqu'à trois et sont endormis à trois. Il y a ceux qui boivent une tisane de passiflore et ceux qui, méthodiquement, ajoutent trois gouttes d'huiles essentielles à la tisane. Il y a ceux qui prennent un café et disent que le café les fait dormir et ceux que le café empêche de dormir. Il y a ceux qui prennent un somnifère. Il y a ceux qui prennent un verre de lait. Il y a ceux qui font l'amour. Et il y a ceux qui connaissent l'heure exacte de leur endormissement !

Contrairement aux horaires qui nous sont imposés par la télévision, l'heure d'entrée dans le sommeil n'est pas la même pour tout le monde et n'est certainement pas l'heure de la fin du film ou de l'émission de première partie de soirée. Chez chacun d'entre nous, depuis la petite enfance, il y a une heure favorable pour s'endormir. Cette heure est déterminée en fonction du lieu où nous habitons sur la planète, de la saison et d'un rythme profondément inscrit dans notre corps.

Certains d'entre nous ont acquis ce rythme très vite car leurs parents y ont prêté attention quand ils étaient enfants. Ils ont ainsi appris aisément comment trouver le sommeil. Si vous avez eu cette chance, aujourd'hui encore vous ressentez dans votre horloge interne l'heure favorable de votre coucher. Si vous parvenez à respecter ce temps, vous vous endormez d'un sommeil profond avec facilité.

D'autres parents ont imposé leur propre rythme à leurs enfants. Depuis, ceux-ci se couchent et cherchent un sommeil qui ne vient pas naturellement. Ils se tournent et se retournent et se rappellent que petit enfant, ils avaient bien du mal à ne pas s'agiter au moment de devoir se coucher.

Imaginez un train que vous prendriez tous les jours. Imaginez que chaque jour, on vous conduise à la gare avec dix ou quinze minutes de retard sur l'horaire de départ du train et que vous soyez obligé d'attendre une heure à une heure trente le train suivant. Imaginez que vous êtes un tout petit enfant et qu'on vous enferme dans une chambre noire en vous disant d'être calme et de dormir. Imaginez les bruits des parents, des autres membres de la famille, de la télévision ou de la radio de l'autre côté de la porte. Vous comprenez maintenant pourquoi certains enfants rejouent chaque soir la comédie du « *Je ne veux pas aller dormir* » qui signifie en réalité « *Ce n'est pas l'heure où je m'endors !* ». Voilà pourquoi plus tard, ces enfants qui n'ont jamais appris à s'endormir deviennent des adultes qui ont du mal à trouver le sommeil.

Donc, il y a une heure et une seule à laquelle vous vous endormez avec facilité. Ce n'est pas l'heure où vos enfants s'endorment. Ce n'est pas l'heure où votre mari ou votre femme s'endort. Ce n'est certainement pas l'heure de la fin de l'émission de télévision que vous venez de regarder ! C'est simplement votre heure naturelle d'endormissement.

Connaissez-vous l'heure de votre premier sommeil ? Si vous avez besoin de réapprendre à vous endormir, il faut avant tout retrouver l'heure du début de votre sommeil. L'idéal est de vous coucher dix minutes avant le moment starter. La détente physique intervient naturellement par la position allongée et l'arrêt de toute activité. La détente mentale conduit chaque soir au vide nécessaire. La nuit apporte alors la résolution des soucis qui vous préoccupent.

Découvrir l'heure de son endormissement naturel est facile. Il y a des signes annonciateurs. La majorité d'entre nous s'endort entre vingt-deux et vingt-trois heures. Ces tranches horaires correspondent globalement à celles et ceux qui se lèvent entre six heures trente et sept heures trente le matin. Pour les autres, les signes sont les mêmes mais apparaissent dans une tranche horaire qui est en rapport avec leur rythme de travail.

Le premier signe ne trompe pas. C'est le bâillement qui appelle le sommeil. Il apparaît environ cinq minutes avant l'heure de l'endormissement naturel. À ce moment, vous devez déjà être près de votre lit en condition pour vous endormir. Le second prodrome est une série de gestes que vous faites sans même vous en rendre compte. Ils marquent votre entrée dans le sommeil. Premiers souvenirs de votre petite enfance ou habitude acquise, vous passez votre main dans vos cheveux ou votre nuque. C'est un signe d'endormissement. Plus tendre encore, vous grattez le lobe de votre oreille ou frottez votre nez contre le dos de votre main. Vous le faisiez avec votre « doudou » dans les premières années de votre vie. Vous ne le saviez pas, mais vous le faites toujours !

Enfin, à l'heure exacte de votre sommeil, vous frottez vos yeux. Si vous êtes encore debout à ce moment, c'est comme si vous étiez sur le quai de la gare en train de regarder le train partir en oubliant de monter dedans !

Trois à quatre minutes plus tard, le train est parti. Il faudra prendre le suivant pour retrouver un très profond sommeil. Le train suivant est dans environ une heure trois quarts ! Vous allez donc vous coucher et votre sommeil restera superficiel pendant une centaine de minutes. Vous allez vous retourner souvent, retourner votre oreiller encore plus souvent, à plusieurs reprises regarder l'heure à votre radio-réveil. Si vous êtes seul, vous aurez tendance à rallumer la télévision. D'autres se relèveront pour prendre un somnifère médicinal. D'autres préfèreront un somnifère naturel et feront l'amour à leur conjoint qui va du même coup lui aussi rater le train de son endormissement !

Que se passe-t-il ensuite ? Vous vous coucherez à une heure qui n'est plus la vôtre mais qui est celle que vous imposez à votre organisme. Vous passez le premier cycle de sommeil en restant au stade superficiel au lieu d'être au stade profond. Comme les deux premiers cycles du sommeil sont consacrés en priorité au repos physique, à la détente du corps, à la cicatrisation et aux fonctions générales d'entretien du corps physique, vous sautez une case. Si vous avez l'habitude de sauter ainsi le premier cycle du sommeil, vous ne donnez pas à votre corps la possibilité de réaliser son auto-entretien. Il fera son possible pour assurer un entretien rapide au cours du deuxième cycle, mais ce sera toujours insuffisant pour réaliser une correction complète de tous les défauts.

Dans la première partie de votre vie, vous ne verrez aucune différence. Vous ressemblerez à celles et ceux qui partagent votre quotidien. Vers quarante ou cinquante ans les différences commenceront à apparaître. Vos traits seront plus marqués. La peau sera moins belle. Vous aurez plus de difficultés dans la pratique du sport. Vous parlerez alors d'inégalité des chances devant la vieillesse alors qu'il s'agira simplement d'un défaut d'entretien de votre organisme pendant plusieurs années.

Le corps consacre deux fois une heure trente par nuit pour faire son ménage interne. Si vous supprimez une heure trente chaque nuit, au bout d'un an votre corps aura perdu cinq cent cinquante heures à prévenir son vieillissement. Au bout de dix ans, cinq mille cinq cents heures ! Entre vingt ans et soixante ans, c'est vingt-deux mille heures gratuites de cure de rajeunissement que vous avez laissé perdre.

À votre avis, qu'est-ce qui est le plus important ? Dépenser une demi-fortune en produits de lifting, crème de nuit, crème de jour et autres lotions anti rides ou profiter à titre gratuit d'un sommeil naturel qui a les mêmes effets sans rien coûter ?

Les jours de repos du week-end ou en semaine sont les occasions de retrouver les heures de sommeil perdues. Allonger d'un cycle une nuit de sommeil donne au corps le temps de compléter son auto-entretien. Il suffit de calculer une base de huit heures de sommeil par vingt-quatre heures et de s'accorder le temps d'un repos complémentaire en fin de semaine. On peut également s'offrir de vraies cures de sommeil en début de vacances afin de récupérer la meilleure forme possible.

À chacun de faire attention à son rythme et de se donner du sommeil en quantité suffisante. Le sommeil de la première partie de la nuit est destiné au repos physique. Le sommeil de la seconde partie de la nuit est destiné au repos mental. Si vous êtes physiquement fatigué, n'hésitez pas à récupérer un cycle supplémentaire avant minuit, c'est-à-dire en vous couchant entre neuf heures et neuf heures trente. Si au contraire vous avez besoin de vous vider l'esprit, si votre vie quotidienne est source de stress, essayez de prolonger le sommeil matinal en vous levant entre sept heures et demie et huit heures.

L'idéal est de se coucher quand le corps appelle le sommeil, c'est-à-dire à son heure physiologique d'endormissement et de se lever quand on a fini de dormir !

Question pratique : dans quelle position faut-il dormir ?

La meilleure position pour dormir est la position dans laquelle vous dormez. En réalité il y a la position dans laquelle vous vous sentez en sécurité pour vous abandonner au sommeil et toutes les autres positions possibles.

Au moment de fermer les yeux, vous choisissez la position de votre endormissement naturel. Ce n'est pas souvent la position dans laquelle vous vous réveillez. Le corps change régulièrement de position au cours du sommeil. Il bouge pour changer ses appuis sur le lit, pour permettre au sang de circuler dans toutes les zones du corps sans qu'il y ait de compressions liées au poids des membres et pour permettre une ventilation idéale de chaque poumon. Donc il y a votre position d'endormissement, puis il y a au cours de la nuit, les différentes positions que prendra votre corps.

Et si vous faisiez la sieste !

L'art de la sieste est réservé aux épicuriens, à ceux qui prêtent attention à leur bien-être. Contrairement à ce que tout le monde pense, ceux qui font la sieste sont souvent ceux qui travaillent le plus. Travailler à mi-temps, c'est-à-dire douze heures par jour chaque semaine pendant des années, nécessite une organisation de vie différente des autres. Lorsqu'on a besoin d'être en forme et disponible autant à huit heures qu'à vingt heures, une coupure de trente minutes en milieu de journée offre bien des avantages.

Une sieste est un temps de repos et de relaxation. Certains dorment, d'autres pas. Tous passent dans un état proche du sommeil. Les habitués de la sieste se réveillent en pleine forme. Ceux qui n'en ont pas l'habitude ont un réveil parfois pâteux quand ils tentent l'expérience. La pause de milieu de journée doit avoir quelques caractéristiques précises pour permettre un réveil parfait et un redémarrage au sommet de sa forme.

- Éviter l'obscurité pour ne pas confondre matin et aprèsmidi lors du réveil.
- Le temps efficace doit être compris entre vingt-deux et trente-cinq minutes. En dessous de ce temps, le corps n'atteint pas un vrai repos. Au-delà, il plonge dans un cycle de sommeil vrai. Le réveil est alors difficile.
- La sieste doit être pratiquée allongée de telle sorte que les muscles profonds du cou soient relâchés. Vous découvrirez rapidement que vous êtes capable de vous reposer aisément sur le sol avec un simple oreiller et que le lit n'est pas toujours l'endroit obligatoire.

Pour ceux qui font une sieste en cours de journée afin de compenser un réveil trop matinal ou un coucher trop tardif, la sieste permet de récupérer un cycle entier. Il faut la faire durer une heure trente.

La sieste, sorte de repos éveillé en milieu de journée n'est pas le sommeil. Elle se situe à la limite du sommeil dont elle a quelques qualités : détachement de l'esprit, relâchement musculaire, perte des contraintes osseuses, dilatation artério-veineuse, pression sanguine abaissée, circulation sanguine plus fluide, respiration calme, rythme cardiaque abaissé.

Voici tous les avantages de la sieste. Si vous n'êtes par encore convaincu du bien-fondé de cette pause de demi-journée, pensez simplement que trente minutes de sieste chaque jour, c'est chaque année un treizième mois de sommeil que vous vous offrez. Si vous travaillez beaucoup ou avec des horaires décalés, c'est un cadeau exceptionnel que vous pouvez vous faire. Enfin un treizième mois qui ne coûte rien. Et vous rapporte un temps supplémentaire pour garder votre santé et votre jeunesse. Longue vie à vous encore une fois !

Chapitre 8.

De vingt à trente ans

L'âge de la beauté naturelle

Vous avez dit fin de croissance ! Mais...

Nous croyons que la croissance s'arrête vers vingt ans. Pourtant, quand on se regarde en photo ou en film à l'âge de dix-huit ou vingt ans et qu'on se voit à nouveau dix années plus tard, que de changements !

Le corps a continué de se construire. Il a pris des épaules. Le buste s'est développé. Le regard est plus horizontal. Le volume musculaire a augmenté.

Le corps ne grandit plus entre vingt et trente ans. C'est une réalité. La croissance osseuse se déroule en plusieurs étapes de la naissance jusqu'à la fin de l'adolescence. Quand elle est finie, la croissance musculaire ne l'est pas. Entre vingt et trente ans, c'est l'âge de la croissance musculaire.

La croissance cérébrale se poursuit également bien au-delà. Les pessimistes déclarent qu'après vingt ans, on perd chaque jour des milliers de neurones. Ceci est vrai. Ils oublient de préciser la différence entre neurones et synapses. Car que faire avec des neurones si on n'a pas les synapses pour les unir. C'est un peu comme si notre cerveau était constitué de milliards de micro-éléments électroniques. Ces éléments, les neurones, non connectés ensemble, ne servent à rien. Ils doivent être reliés pour former une unité efficace, à la manière d'un circuit imprimé. Notre cerveau est la mémoire de nos expériences vécues. Chaque jour, de nouvelles connexions apparaissent entre les neurones et créent ainsi les souvenirs de notre histoire.

Peu importe donc que nous perdions chaque jour quelques milliers de cellules puisque nous en avons paraît-il un stock suffisant pour pouvoir vivre jusqu'à cent quarante ans. À tous les âges de la vie, nous pouvons apprendre, nous adapter à une nouvelle vie, changer de métier ou d'horizon sans autre limite que notre volonté personnelle.

Donc, arrêtez de dire que le cerveau n'est plus capable de croissance. Au contraire, soyez heureux de savoir que vous pourrez toujours l'utiliser comme une ressource inusable pour apprendre et découvrir de nouvelles choses.

La croissance d'un corps n'est jamais totalement finie. Une fois acquise la taille définitive, le corps va utiliser ses capacités et vivre de très longues années en révélant son personnage.

Votre corps de vingt à trente ans

La peau

La peau est belle. Cela signifie qu'elle est douce au toucher. Lorsqu'on la regarde de près, c'est une enveloppe qui dessine joliment les courbes du corps. On peut y voir quelques points de beauté ou encore des taches de rousseur, « taches de douceur » disait une de mes filles quand elle était enfant.

La peau est libre. C'est un tissu élastique qui suit chaque mouvement du corps. Si on la soulève pour former un pli, il n'y a aucune résistance. Le pli est fin. Lorsqu'on la relâche, elle reprend sa belle texture initiale et épouse aussitôt la forme de la partie du corps située en dessous. Quand on prend la peau en divers endroits du corps pour en faire un pli plus épais, on peut la décoller des muscles et des os situés en dessous.

À cet âge, la peau est donc le signe de notre jeunesse. Elle participe à la beauté de ce qui est encore notre expression juvénile.

L'os

L'os a évidemment fini sa croissance. Il est solide et le restera pour longtemps. Sa forme diffère d'une personne à l'autre. Contrairement aux apparences, nous n'avons pas tous des os de la même forme.

Les os sont construits sur une torsion. Ces torsions sont plus marquées dans la typologie féminine que dans la typologie masculine. Vous pouvez en faire l'observation au niveau de vos coudes. Il vous suffit de tendre le bras à l'horizontale, coude tendu. Dans la typologie féminine, l'avant-bras n'est pas tout à fait dans l'axe du bras, mais dévie vers l'extérieur. Chez certaines ou certains, le coude s'allonge au-delà de l'horizontale, donnant une apparence très filiforme au membre. Dans la typologie masculine, au contraire le coude arrête franchement son extension à la ligne droite et les deux os sont sur un même axe. Qu'est-ce que cela change ? En plus de la gracilité et de la finesse des membres qui fait la beauté des typologies féminines, l'hyper extension des membres permet de développer une force supérieure avec des muscles plus fins.

Précisons que vous pouvez avoir une typologie masculine si vous êtes une femme ou féminine si vous êtes un homme. Cela n'a rien à voir avec votre sexe. La typologie est un caractère acquis transmis par vos parents, grands-parents et ancêtres. C'est inscrit dans votre patrimoine génétique. De nombreux autres facteurs participent à la détermination sexuelle et font que l'on peut être femme avec une typologie masculine dominante et homme avec une typologie féminine marquée.

Le muscle

Les muscles sont souples et élastiques. Ils conduisent le corps dans le mouvement souhaité librement et sans limite. Le muscle peut être étiré dans sa plus grande longueur. Le muscle est vif. En cas de besoin, il répond rapidement à la demande de contraction qui lui est faite.

Il est faible. Sauf avoir été un adepte régulier de la salle de musculation ou avoir pratiqué un sport d'une manière intensive, il n'a pas encore développé ses capacités maximales. Un muscle se développe en fonction du travail qui lui est demandé. Ce n'est pas sur les bancs de l'école que nous développons nos muscles. Exception faite toutefois de ceux qui suivent une carrière professionnelle, aident leurs parents dans une entreprise familiale ou agricole et sollicitent très tôt leur système musculaire.

Le muscle de l'adulte jeune est encore un bébé muscle comparativement à son potentiel de développement. Regardez les muscles de jeunes adultes sur la plage ou à la piscine et regardez ensuite ceux des personnes de trente ans et plus. Les plus jeunes paraissent bien malingres par rapport aux plus âgés.

Entre vingt et trente ans, vous devez donc finir votre croissance en vous forgeant une musculature adaptée à votre activité professionnelle.

L'attitude

L'attitude est naturelle. Vous êtes celle ou celui que vous deviez être. Il n'existe à cet âge, sauf souffrances déjà vécues par le corps, aucune modification de votre personnage. Vous êtes vous, tout simplement.

Vous pourrez conserver comme un acquis cette belle attitude qui est la vôtre. Il suffit de vous surveiller régulièrement et de corriger les défauts qui vont immanquablement s'installer par le poids des habitudes et des mauvaises positions. Vous serez alors, les années passant, semblable à qui vous êtes aujourd'hui avec plus de maturité et l'expérience en plus.

Le mouvement

Jeune adulte, votre corps est capable de mouvements fluides. Chaque geste peut être réalisé dans toute son amplitude, d'une manière esthétique, habile et efficace.

Naturellement, il n'existe aucun lien entre les chaînes de muscles. Chaque muscle peut être utilisé indépendamment ou en chaîne avec d'autres sans que cela ne déforme votre belle attitude. Vous pouvez également effectuer des mouvements rapides de manière répétitive.

En conclusion, vous êtes libre dans votre corps. Vous êtes belle. Vous êtes beau. Vous êtes capable de tout sans limite.

> À cet âge, vous êtes comme une Formule 1. Vous montez dans les tours d'une manière explosive.

Vivez, riez, jouez, courez, faites l'amour et engagez-vous dans l'avenir qui vous attend à bras ouverts pour réaliser vos rêves les plus fous.

De vingt à trente ans vous devez être capable de :

- Courir sur cinq à sept kilomètres sans interruption.
- Monter un escalier de trois étages en sautant une marche sur deux sans être essoufflé.
- Nager vingt longueurs du grand bassin en trente minutes sans fatigue.
- Faire une heure trente de sport à un rythme rapide et être capable de recommencer le lendemain.

- Vous accroupir les pieds à plat sur le sol plusieurs fois sans fatigue.
- Être accroupi sur une jambe, pied à plat et conserver l'autre jambe genou tendu.
- Vous mettre à genoux, assis sur les talons, pieds tendus sans douleur des chevilles.
- Vous asseoir en tailleur le dos droit, l'arrière des fesses légèrement décollées.

- Allongé sur le sol, genoux fléchis, mains le long du corps, vous asseoir et revenir en position allongée sans l'aide des mains plus de vingt fois de suite sans fatigue.
- Allongé sur le sol, genoux fléchis, dos strictement à plat, mettre les jambes tendues à 60° et les garder en position pendant une trentaine de secondes.
- Vous mettre debout sur une jambe, l'autre jambe étant tendue, pied posé sur un meuble haut (commode, étagère) à hauteur de vos épaules.
- Dans la même position en ne pliant que la jambe qui vous soutient, fléchir le corps en avant et descendre les mains plus bas que vos genoux.

- Vous mettre debout le dos au mur, pieds à dix centimètres du mur sans décoller le bas du dos.
- Dans cette position, lever les bras strictement tendus au zénith, toujours sans décoller le bas du dos, et amener coudes et poignets au contact du mur au-dessus de la tête.
- Dans cette position, recoller la tête au mur en laissant un espace inférieur à l'épaisseur de deux doigts entre le cou et le mur. Les yeux doivent regarder à un mètre devant les pieds.

- Vous pencher en avant, genoux tendus et arriver à mettre les doigts à moins de cinq centimètres de vos pieds.
- Vous pencher en avant, en pliant un peu les genoux et mettre les mains à plat sur le sol.
- Soulever à partir du sol cinq fois successivement sans effort un poids égal au tiers du vôtre et le reposer sur le sol, en pliant les genoux quand vous levez et reposez la charge.
- Soulever à partir de la hauteur d'une chaise et déplacer sans effort sur une vingtaine de mètres un poids égal au tiers du vôtre.

- Expirer sans interruption pendant au minimum trente secondes. Le test consiste à inspirer à profondément et lentement par le nez en remplissant au maximum les poumons puis à souffler très lentement par la bouche comme si vous souffliez dans une paille. On compte uniquement le temps de l'expiration. Attention, pendant ce temps vous ne devez à aucun moment bloquer votre expiration. L'air doit sortir de vos poumons d'une manière continue.

Si vous êtes effectivement capable de tout cela, pas de problème à venir. Jouez avec votre corps. Amusez-vous régulièrement dans le sport ou l'activité de loisir qui vous convient. Nagez. N'abusez pas trop du soleil ou alors seulement après seize heures. Buvez au minimum un litre et demi d'eau par jour et éliminez régulièrement. Dormez quotidiennement huit heures sur vingt-quatre et, de temps à autre, attrapez une bonne suée pour nettoyer vos cellules.

De cette manière vous pourrez passer à l'étape suivante et gagner dix ans de plus dans le bonheur d'un corps qui répond à vos demandes.

Vous avez noté quelques difficultés dans les tests proposés. Pas d'inquiétude. On ne peut pas tous être premier de classe. On peut, en revoyant sa copie, corriger les erreurs et apprendre ce que l'on n'a pas compris.

Vous voulez connaître à quel âge vous vous situez dans l'échelle du mouvement. Faites les tests de la dizaine suivante et regardez si vous en êtes capable.

Vous vous sentez déjà vieux ? Non. Votre corps est jeune, souple, élastique, capable de toutes les corrections ! Il suffit de modifier un peu certaines mauvaises attitudes, d'étirer quelques muscles, d'en stimuler quelques autres. Vous serez enfin celle ou celui que vous avez toujours rêvé d'être parce que c'est inscrit dans votre génétique initiale.

Les deux tableaux suivants vont vous permettre de retrouver les défauts les plus fréquents relevés dans un corps de jeune adulte femme ou homme. Vous trouverez dans le dernier chapitre les correctifs possibles pour votre âge.

Défauts fréquents chez la femme de vingt à trente ans

- Le dos cambré

Non, ce n'est pas naturel. Un dos doit être droit au niveau des lombaires quand vous êtes debout. Si vous n'avez pas encore eu d'enfant, imaginez ce qui va se passer à la première grossesse quand vous allez prendre dix ou quinze kilogrammes. Le bassin va basculer en avant et en bas et vous ne pourrez pas l'en empêcher. Vous porterez votre enfant en jouant sur l'élasticité des muscles abdominaux inférieurs – ceux qui sont situés sous le nombril –, vous étirerez ces muscles avec le risque de les distendre et vous aurez perdu votre ventre plat après la naissance.

- Le petit ventre

Il va souvent de pair avec le dos cambré. Regardez sur quoi vous marchez ! Le port de talons hauts pousse le corps, non pas vers le haut, mais oblige le bassin à augmenter son inclinaison vers l'avant pour pouvoir rester en équilibre debout. Contrôlez votre position en vous mettant nue de profil par rapport à une glace avec, puis sans talons, vous noterez tout de suite la différence.

Bien sûr, le fait de porter des talons vous donne un air sexy à en faire rêver plus d'un. L'ennui, c'est qu'avec le temps, les dégâts causés par le port permanent de talons hauts feront que l'homme ne vous regardera plus. Et si vous gardiez les talons pour le soir où vous cherchez à séduire ?

Vous êtes trop petite, allez-vous me dire ! Détaillons. Quand vous montez sur des talons, vous basculez votre bassin en avant. En faisant cela vous augmentez la cambrure lombaire. C'est l'histoire de la colonne en « S » majuscule que vous transformez en « s » minuscule. Avec des talons hauts, les lombaires se creusent, le haut du dos se voûte un peu et par le jeu des trois courbures vertébrales, le cou se creuse également. Résultat des courses : vous n'êtes pas vraiment plus grande. Sept centimètres de talons vous grandissent seulement de quatre centimètres. Vous perdez trois centimètres dans votre dos. Avec les années, vous allez gagner un ventre parfait, bien visible, c'est-à-dire rond et non pas creux. En attendant, la cambrure cervicale que vous vous créez artificiellement vous cause régulièrement des migraines. Après tout cela, accuserez-vous encore votre ordinateur d'être le seul responsable de vos maux de tête ?

Le petit ventre est souvent aussi lié à un manque d'abdominaux. À votre âge, rien n'est grave, il suffit de les développer.

- Le dos rond

Vingt années sur les bancs de l'école, puis pour certaines quelques années d'études supérieures, sans oublier que vous travaillez peut-être assise à un bureau. Pas étonnant que le haut de votre dos soit rond ! Rien de grave non plus. Il suffit de quelques semaines d'attention à la position, de quelques exercices réguliers et votre attitude sera bien plus jolie.

- Les seins

Non, mais non, ils ne tombent pas. Mais sont-ils bien soutenus ? Les beaux dessous que vous mettez pour vous plaire ou, plus encore, pour nous plaire ne suffisent pas à maintenir les seins en place pour une vie entière. Le sein est attaché par la peau au niveau des clavicules. Naturellement, il est posé en haut et en avant du thorax.

Le sein est ainsi fait. Il n'est pas suspendu mais posé sur le haut du buste. Ceci est vrai si le haut du buste est porté en position haute, c'est-à-dire soutenu par un haut du dos efficace. Les seins se portent en triomphe, c'est-à-dire en haut et en avant du corps. Puisque vous n'êtes pas loin d'une glace, vérifiez donc votre profil. Si la tête est en avant de l'axe du corps, le sein est pendu. Il tombera ! Si la partie la plus avancée du corps est bien le buste, le sein est joliment posé dessus.

- Les fesses

Et bien oui, tant qu'on est parti, on fait le tour. La fesse n'est pas seulement cet endroit charmant que les hommes regardent avec une curiosité ingénue quand vous marchez. C'est avant tout, et ce n'est pas peu dire, le plus gros muscle du corps. J'ai écrit gros, car il s'agit d'un muscle charnu, puissant et court. Je n'ai pas écrit que vous aviez de grosses fesses, ne travestissez pas ma pensée ! La fesse est le muscle essentiel pour maintenir le bas du dos en bonne position. Le problème est que ce muscle se repose dès qu'on est assis. Si vous êtes souvent assise, il manque de sollicitation et rapidement il s'étale, s'évase. Que dis-je ? Il se répand sur la chaise et vous donne un postérieur à ne plus pouvoir mettre le 38 ou le 40 de vos jeunes années.

Et j'en rajoute. Cette fois-ci, mettez-vous debout face à la glace. Laissez vos pieds aussi écartés qu'à l'ordinaire. Je vais vous faire une confidence qui va vous déplaire. Dans vingt ans, votre bassin sera aussi large que l'espace que vos pieds recouvrent sur le sol. Charmant, n'est-ce pas ! Allez, serrez un peu vos pieds et oubliez tout cela. Je suis sûr que vous allez faire votre maximum pour corriger tous ces petits défauts. Dans dix ans, vous serez plus belle qu'aujourd'hui et pour longtemps.

- Pour terminer un petit coup de blush sur le visage

Là, vous êtes sûre de vous, vu le temps que vous prenez à y guetter le moindre signe de vieillissement prématuré, vu le prix des crèmes que vous utilisez pour entretenir la peau. Celles du matin pour affiner les traits et vous donner bonne mine toute la journée. Celles du soir pour vous démaquiller – car pour enlever la crème, il faut en mettre une autre – allez expliquer cela au premier mec venu ! Pour finir, vous en remettez une couche pour la nuit... car il faut que la peau respire est-il écrit sur le pot... Mais oui, effectivement, il faut que la peau respire. Alors pourquoi ne pas la laisser respirer naturellement au moins douze heures sur vingt-quatre par exemple, elle n'en sera que plus belle !

Défauts fréquents chez l'homme de vingt à trente ans

- Les abdominaux

Oui, je sais que nous avons déjà réalisé un test. Mais ce test était destiné aux filles. Vous l'avez fait avec facilité, c'est bien, vous avez donc de bons abdominaux de jeune fille. Voyons maintenant si vous avez de « vrais abdos de mec ».

Pour les filles qui voudront se comparer aux garçons et voir si elles sont capables « de faire aussi bien que les mecs » (Ne me dites pas que vous n'aviez pas pensé à faire aussi ce test !), je signale qu'il s'agit d'un test d'un niveau plus élevé que les précédents. Si vous avez eu de la difficulté à tenir les jambes tendues sur le dos dans les tests qui vous étaient proposés, n'essayez pas celui qui suit, vous pourriez vous faire mal au dos inutilement. C'est aussi vrai pour les garçons, mais alors là, les copains, vous avez un peu de travail devant vous !

- Allongé sur le sol, mains posées à côté des fesses, dos strictement à plat, mettre les jambes tendues à 60° au-dessus du sol au départ, puis les descendre à trois centimètres du sol et les garder en position pendant une dizaine de secondes, sans toucher le sol et surtout sans décoller le bas du dos – c'est-à-dire sans cambrer – puis remonter les jambes tendues et recommencer huit fois.

Impossible, allez-vous me dire ! Bon, soyons francs, nous sommes entre amis. Je ne vous veux que du bien. Allez faire un tour dans la rue ou si c'est la saison, sur la plage. Regardez les ventres d'homme, uniquement les ventres. Et imaginez-vous dans vingt ans. C'est vraiment à ça que vous voulez ressembler ?! Ces poches pendues en avant du corps, une taille de quarante-quatre avec au-dessus de la ceinture ce petit baluchon disgracieux que vous cacherez derrière veste et cravate. Sans compter toutes les douleurs annoncées à cause d'un dos insuffisamment protégé par ses abdominaux ?

Donc il vous faut des abdominaux, des vrais, des puissants, des qui se voient.

Il va falloir s'atteler à la tâche et doubler... tripler (?) leur force actuelle.

Vous êtes jeune. Vous voulez le rester longtemps. C'est l'urgence.

- Le cou

Problème original. Ceux d'entre vous qui ont fait le plus de sport sont déjà les plus déformés dans leur corps. On vous avait dit qu'il fallait faire des étirements et encore des étirements et non uniquement de la musculation, ni faire jouer vos muscles toujours dans le même sens, vous ne l'avez pas vraiment cru. Le résultat est là bien visible : quand vous êtes debout à tenter de coller votre dos au mur, la tête ne touche pas le mur.

Quand vous parvenez à la coller au mur, les yeux regardent loin devant peut-être même vers le haut. Il faudrait pouvoir regarder à un mètre devant ses pieds. Si en plus vous essayez de lever les bras et de les coller au mur, vous ne parvenez pas à étendre coudes et poignets.

Bref, vous n'avez pas fini votre développement. Les os ont grandi. Vous avez dans le même temps développé par la pratique du sport une carcasse musculaire qui fait de vous un mec d'apparence musclé. Oui, mais vos muscles puissants n'ont aucune élasticité. En bref, vous avez à vingt ans la souplesse de cinquante !

Pas de problème. Vous êtes jeune. Il vous reste encore quelques années avant trente ans pour récupérer les longueurs de muscle perdues. Vos muscles sont élastiques, la fibre qui les constitue est presque neuve. Vous pourrez les étirer progressivement pendant les prochains mois. Je vous garantis qu'avec des muscles qui ont retrouvé toute leur longueur possible en étirement, vous deviendrez bien plus efficace dans la pratique de votre sport.

- Les ischio-jambiers

Désolé pour le vocabulaire. Il est vrai que nous ne sommes pas tous des membres friands de l'équipe de foot ou de rugby locale. Les ischio-jambiers sont les muscles situés à l'arrière de la cuisse. Ils participent au travail du genou en freinant les derniers degrés d'extension. Ce sont aussi des muscles clés lors du soulèvement.

Naturellement, quand vous vous pliez en avant pour prendre une charge et que vous vous redressez pour la soulever, vous pliez les genoux. L'effort est alors réalisé par les muscles des cuisses. Naturellement, car vous faites cela chaque fois que vous soulevez une charge, n'est-ce pas ? Lorsque vous vous penchez en avant pour nouer vos lacets, ramasser un courrier tombé au sol ou récupérer un outil, il vous arrive comme à tout un chacun de ne pas plier les genoux systématiquement. Pourtant, vous soulevez une charge : la vôtre. Lorsque vous vous redressez après vous êtes plié en avant les genoux tendus ou presque tendus, vous relevez au niveau du bassin une charge égale à plus de la moitié du poids du corps. Ce sont les ischio-jambiers qui font ce travail. De même qu'ils font le travail de freiner le corps dans la descente pour éviter en particulier que la tête n'arrive brutalement au contact du sol. Les ischios sont donc des freins.

Lorsqu'ils ont été trop souvent sollicités, ils deviennent durs. Il semble impossible de les étirer. C'est comme si vous rouliez avec votre voiture en laissant le frein à main serré. À long terme, la mécanique souffrira. Si vous continuez vingt ou quarante ans de plus en sollicitant ainsi vos ischios, ils deviendront rétractés. Ils empêcheront par leur tension les lombaires de se redresser. Vous perdrez rapidement votre taille adulte pour devenir, non pas encore un petit vieux, mais déjà un adulte raccourci par ses tensions postérieures.

Alors donc, on se donne un an ou deux, en trois minutes par jour pour récupérer la longueur perdue, puis le reste de votre vie à entretenir ce patrimoine. Ainsi vous pourrez devenir le « VBSR » (*) que vous rêvez d'être à l'âge de la retraite.

- La respiration

Ici on retrouve le défaut habituel des hommes. Regardez l'homme vieillissant. Son thorax est de plus en plus haut. Non, non, ce n'est pas le ventre qui le soulève. C'est le thorax qui ne descend plus. Toujours cette fameuse tension musculaire postérieure qui enchaîne le corps des pieds à la tête. Les côtes ne descendent plus. Un point marqué en plus qui contribue à augmenter la cambrure lombaire et donc à projeter le ventre en avant.

Donc refaites le test de l'expiration. Si effectivement vous n'atteignez pas les trente secondes d'expiration filée sans pause en une seule fois, il va falloir vous entraîner. À votre âge, tout est facile car les muscles sont souples et récupèrent vite leur longueur. Pensez que pour être au meilleur de vos capacités vers trente ans, vous devez être capable de maintenir votre expiration au moins quarante-cinq secondes. Une minute serait une belle performance. Certains dépassent les soixante-dix secondes !

Traduction : « VBSR » est le diminutif que mes filles utilisent pour parler de moi. J'ose croire qu'il s'agit là de tendresse. (VBSR = Vieux Beau Sur le Retour).

Chapitre 9.

De trente à quarante ans

Imperceptiblement, la tête est partie en avant !

Le corps en plénitude

Dix ans de plus. Certains poètes y ont vu leurs belles années. De trente à quarante ans, c'est l'âge de tous les dangers. On vit pleinement sa vie. On réalise ses premiers grands rêves. On a une forme physique qui semble sans limite.

À tel point que l'on a tendance à oublier son corps. L'arrivée des enfants, l'installation d'une vraie résidence familiale, la passion pour un travail prenant font que beaucoup oublient de s'occuper de leur corps. Le temps est trop court. Quand on efface quelque chose de son programme, c'est d'abord le temps consacré à soi-même.

On peut passer d'une dizaine d'années à l'autre sans n'avoir rien fait pour soi. Méthodiquement, la femme porte attention au visage quand elle se maquille. Mais elle ne voit rien d'autre que son visage. L'homme, plus innocent encore, continue de vivre comme s'il avait seize ans.

On est ici dans l'adolescence de l'âge. Personne ne remarque que les années passent. Aucun signe particulier de vieillissement ne marque ces années de vie très actives. Le corps est un outil que l'on utilise sans y prêter une vraie attention, comme s'il était inusable. On se permet tous les excès. Le corps les efface allègrement en quelques heures de sommeil réparateur ou quelques jours de vacances régulières.

Pourtant en y faisant bien attention, on constate de légères modifications.

Votre corps de trente à quarante ans

La peau

La peau est et sera toujours belle. Elle est douce au toucher. Les cellules se constituent toujours au même rythme. Les taches de rousseur semblent moins présentes, à moins qu'elles ne se transforment. La peau paraît simplement plus mate.

La peau est souple. On constate néanmoins par endroits une perte d'élasticité. Elle est déjà moins libre. Si on la soulève pour former un pli, il y a des zones de résistance. Le pli est alors difficile à saisir. Si on prend un pli plus épais, on ne peut parfois plus la décoller des muscles et des os situés en dessous. Elle est collée en profondeur.

Les traits du visage sont désormais plus marqués. Sans voir apparaître de vraies rides, on note le début de l'empreinte du temps.

À cet âge, la peau montre donc les premiers signes de l'âge. Elle est notre expression de vie. Elle garde parfois quelques jours les marques de nos excès.

L'os

L'os est muet pendant cette période. Qui ne dit mot consent ! Mais l'os ne consent pas du tout à nos excès ou à nos mauvaises attitudes. Il les met en mémoire dans ses cellules. Chaque nouvelle cellule va naître avec la mémoire des tensions auxquelles le corps est soumis.

Impossible désormais de retourner en arrière, à moins de reprendre un travail d'envergure, répété et régulier à partir des chaînes musculaires. Le corps est maintenant engoncé dans ses habitudes. Comme un ordinateur, il a enregistré chacun de nos gestes, leur fréquence, la force déployée, l'angle selon lequel nous les réalisons. Maintenant la croissance osseuse va s'évertuer à protéger le corps dans ces mouvements-clés. L'os se fabrique là où le corps a besoin d'être renforcé, c'est-à-dire là où vous contraignez vos articulations.

On peut lire cette restructuration dans le bas de la colonne vertébrale. Le plateau supérieur du sacrum est l'endroit qui reçoit toutes les forces de compression quand on porte une charge lourde. Le disque intervertébral souffre des efforts mal réalisés ou des efforts réalisés en période de fatigue. Il ne fait pas correctement son travail d'amortisseur. L'effort est alors subi par l'os lui-même. La vertèbre va se protéger de ce poids inattendu. L'os réagit en s'élargissant : le plateau vertébral se reforme en augmentant sa surface. C'est le fameux « remaniement des berges » qui n'apparaîtra que dix ou vingt ans plus tard sur les radiographies et qui débute déjà.

Plus tard, les articulations de la quatrième et de la cinquième lombaire porteront aussi des cicatrices osseuses indélébiles. Bien sûr, rien n'apparaît encore sur la radiographie. On a simplement mal au dos après l'effort. Pourtant les os ont enregistré l'excès. Pour se protéger d'une usure prématurée, ils fabriquent plus d'os dans les endroits sensibles. C'est le début des « ostéophytes », éléments osseux surajoutés autour de la vertèbre.

Celles et ceux qui sont souvent assis, modifient l'attitude du dos. Les vertèbres, toujours sollicitées en flexion, prennent progressivement la forme du corps. La vertèbre, initialement presque rectangulaire, deviendra un trapèze, moins haute en avant. La courbure de la colonne vertébrale est augmentée. Dans quelques années, votre compte rendu radiographique parlera de « cunéiformisation ».

Le muscle

Il est puissant. Développé suffisamment au cours de la dizaine précédente, il est là, adapté pour répondre à toutes les situations de votre vie quotidienne, travail, maison ou loisirs.

Le muscle se développe en fonction de l'effort demandé. Certaines et certains disposent d'un beau capital musculaire. Leurs muscles sont forts et répondent rapidement avec toute la puissance disponible en cas de besoin. Ils sont capables de réaliser des efforts importants en toute sécurité pour leur corps sans nuire à leur colonne vertébrale.

D'autres ont une musculature qui paraît gracile. Peut-être n'ont-elles ou n'ont-ils pas besoin de beaucoup de muscles pour vivre leur quotidien. Ce sont pourtant les plus fragiles. Ils risquent d'abîmer précocement leur structure. Il suffira, en effet, qu'ils ou elles soient soumis à un changement dans leurs conditions de travail ou, par exemple, qu'ils ou elles se découvrent une âme de jardinier lors de l'achat d'une nouvelle résidence, pour que cette musculature révèle sa réalité. Les muscles sont ici insuffisants. Ils sont fins et faibles, incapables de répondre à une demande d'effort même de courte durée. Si vous faites partie de cette catégorie, deux possibilités s'offrent à vous : ou bien vous nourrissez vos muscles – « Avec des pâtes, docteur, c'est l'aliment essentiel du muscle ! » – vous les développez en force, résistance et endurance ou bien vous trouvez quelqu'un pour faire les efforts à votre place.

Chez tous à cet âge, les muscles sont souples mais ont parfois perdu un peu d'élasticité. Certains muscles ne peuvent plus être étirés dans leur plus grande longueur. La fin de l'étirement crée une tension ressentie dans le tendon d'insertion ou dans le muscle lui-même.

L'attitude

L'attitude est maintenant devenue le reflet de l'usage du corps. On y lit une partie de votre personnalité et de vos habitudes. Vous êtes un personnage sur la scène. Il n'est pas besoin d'être grand prophète pour deviner quel rôle vous jouez dans la pièce. Votre histoire s'écrit dans votre corps dans une attitude plus marquée, un corps plus ouvert ou au contraire refermant en lui-même des souffrances vécues, souffrances physiques, psychologiques ou morales.

Regardez autour de vous. Il est difficile d'attribuer un rôle ou de deviner le personnage d'un jeune adulte. Entre trente et quarante ans, on est moins surpris par les autres. Des marques existent dans le corps, qui modifient l'attitude.

Un premier détail traduit l'âge. C'est la position de la tête. Chez certains, elle n'est plus posée sur les épaules. Elle est en avant du corps !

Le mouvement

On étudie le mouvement par le jeu des chaînes musculaires. Les tensions inscrites dans certains muscles s'ajoutent les unes aux autres lorsque les muscles se lient ensemble pour exécuter un mouvement complet. La perte d'élasticité conduit le corps à adapter le mouvement au muscle et non plus le muscle au mouvement souhaité. De vraies tensions existent. Les mouvements sont toujours réalisés librement mais les mouvements globaux sont déjà limités. Vous exécutez certains mouvements d'une manière un peu plus gauche qu'à l'ordinaire. Un œil averti peut le lire en vous observant.

Vous pouvez toujours effectuer des mouvements rapides de manière répétitive. Mais les premiers signes de fatigue musculaire apparaissent. Vous devez prendre du repos de temps à autre. En cas d'excès, trop de jardinage, trop de bricolage, trop de sport après le travail, vous verrez apparaître les premières douleurs.

> Normalement à cet âge, vous êtes comme un véhicule essence. Vous démarrez au quart de tour.

Vivez, riez, jouez, courez, faites l'amour et prenez attention à vous reposer correctement pendant vos journées de repos. Poursuivez la quête de vos rêves les plus fous et soyez heureux !

De trente à quarante ans, vous devez être capable de :

- Courir sur trois à cinq kilomètres sans interruption.
- Monter un escalier de deux étages en sautant une marche sur deux sans être essoufflé.
- Nager vingt longueurs du grand bassin sans fatigue.
- Faire une heure de sport à un rythme rapide et être capable de recommencer le lendemain.

- Vous accroupir les pieds à plat sur le sol plusieurs fois sans fatigue.
- Être à genou au sol, assis sur un talon, pied tendu sans douleur de la cheville, l'autre jambe étant tendue sur le côté.
- Être accroupi sur une jambe, pied à plat et conserver l'autre jambe tendue au niveau du genou, pointe du pied ramenée vers vous, les mains accrochées à un meuble bas ou posées sur une marche.

- Vous mettre en position fœtale, c'est-à-dire à quatre pattes, les fesses sur les talons, pieds tendus sans douleur des chevilles, le dos et les bras totalement étirés, mains loin devant la tête.
- Vous asseoir en tailleur le dos droit, le bas du dos strictement collé au mur.
- Vous asseoir au sol, genoux fléchis et hanches ouvertes, plantes des pieds au contact l'une de l'autre en gardant le bas du dos droit.

- Allongé sur le sol, genoux fléchis, mains le long du corps, vous asseoir et vous allonger sans l'aide des mains plus de vingt fois de suite.
- Allongé sur le sol, genoux fléchis, dos strictement à plat au niveau de la cambrure lombaire, le cou à plat au sol, regard orienté vers vos genoux – vous devez voir vos genoux pendant tout le mouvement – lever les bras tendus au-dessus de la tête, coudes et poignets arrivant au contact avec le sol.
- Allongé sur le dos, fesses à trente centimètres d'un mur, monter les pieds au mur, puis allonger les genoux en gardant les fesses au sol, et ramener les pieds vers vous en étirant les orteils.

- Vous mettre debout sur une jambe, l'autre jambe étant tendue, pied posé sur un meuble haut (commode, étagère) à hauteur de votre sternum.
- Dans la même position, en ne pliant que la jambe qui vous soutient, fléchir le corps en avant et descendre les mains plus bas que vos genoux.
- Vous mettre debout le dos au mur, pieds à vingt centimètres du mur sans décoller le bas du dos.
- Dans cette position, lever les bras au zénith, toujours sans décoller le bas du dos, et amener coudes et poignets au contact du mur au-dessus de la tête.

- Dans cette position, recoller la tête au mur en laissant un espace inférieur à l'épaisseur de deux doigts entre le cou et le mur. Les yeux doivent regarder à un mètre devant les pieds.

- Vous pencher en avant, genoux légèrement fléchis et arriver à mettre les doigts à moins de cinq centimètres de vos pieds.
- Vous pencher en avant, en pliant les genoux et mettre les mains à plat sur le sol.

- Soulever à partir du sol cinq fois successivement sans effort un poids égal au tiers du vôtre et le reposer sur le sol, en pliant les genoux quand vous levez et reposez la charge.
- Soulever à partir de la hauteur d'une chaise et déplacer sans effort sur une vingtaine de mètres un poids égal au tiers du vôtre. Effectivement la capacité du corps n'a pas changé. Les efforts de soulèvement peuvent être réalisés aussi aisément que dix années plus tôt.

- Expirer sans interruption pendant au minimum trente secondes. Le test consiste à inspirer à profondément et lentement par le nez en remplissant au maximum les poumons puis à souffler très lentement par la bouche comme si vous souffliez dans une paille. On compte uniquement le temps de l'expiration. Attention, pendant ce temps vous ne devez à aucun moment bloquer votre expiration. L'air doit sortir de vos poumons d'une manière continue.

  Pas de modification des capacités respiratoires. Le test est le même qu'il y a dix ans.

Défauts fréquents chez la femme de trente à quarante ans

- Le visage

« *Miroir, oh mon beau miroir, dis-moi que je n'ai pas changé !* »

C'est vrai. C'est bien le contour des yeux qui traduit en premier l'avancée en âge. L'imperceptible patte d'oie qui se dessine laisse suspecter que les attaches de la peau sont un peu, mais alors très peu, relâchées.

Un autre signe traduit le début d'un retard dans la régénération des cellules de la peau : les cernes. Auparavant, lorsque vous faisiez nuit blanche, vous aviez des cernes un jour ou deux, selon le temps de sommeil que vous vous donniez les nuits suivantes. Aujourd'hui, vous commencez à acheter des crèmes anti cernes et contours des yeux car effectivement vos cernes ne s'effacent pas aussi rapidement qu'auparavant. Chez certaines, ils restent même définitivement marqués.

- Le cou

De face, rien à noter de particulier. Vous mettez des glaces partout dans votre intérieur. Si vous n'en avez pas chez vous, vous ne pouvez éviter de croiser votre regard dans tous les lieux qui vous sont destinés. Mais c'est toujours et partout de face que vous vous voyez. Là est le problème ! Car pour vous regarder de profil, il faut un jeu de trois miroirs qui vous permette de voir votre profil en face de vous.

Maintenant, allez-vous y prêter attention ? Car c'est sur le profil que vous avouez votre âge.

Que voit-on ? On voit une tête portée en avant du corps sur un cou cambré avec le haut du dos parfois déjà arrondi. Souvent d'ailleurs, quand je vous vois marcher, je constate que la partie la plus avancée du corps, ce ne sont pas les seins, mais bien le nez et le visage.

Si la tête est ainsi portée en haut et en avant des épaules et du buste, c'est donc qu'elle n'est plus vraiment sur les épaules. Sans le savoir, vous venez déjà de perdre un ou deux centimètres dans votre attitude. Ce n'est que le début !

Effectivement, ces centimètres-là n'apparaissent pas quand on vous mesure sous la toise puisque vous faites alors le mouvement de vous redresser. Mais votre corps a enregistré votre nouvelle position et il va tout faire pour vous y installer le plus confortablement possible en fabriquant de nouvelles cellules osseuses et musculaires qui vous fixeront bientôt dans cette attitude plus petite.

- Le ventre

Il y a dix ans, je vous proposais de corriger « votre petit ventre ». Hélas, il va falloir s'y faire, maintenant je parle de « votre ventre », ce qui signifie qu'à mes yeux, il est définitivement présent.

Celui-là vous ne l'avez pas vu venir. Vous n'aviez pas encore remarqué que cela se voyait. Effectivement, le ventre est un sournois. Il s'installe d'abord là où vous ne pouvez pas le voir. Il faut le chercher sous la ceinture. Il est bien caché dans le jean et personne ne semble être au courant. Quand vous êtes debout, nue devant la glace, vous ne le voyez pas non plus car il s'installe en cachette sous le nombril. Et quand vous baissez les yeux pour regarder votre ventre, là où il est vous ne pouvez le voir. Pourtant c'est un début, et parfois un bon début.

Alors à qui la faute ? Je ne vais pas vous refaire le couplet sur les chaussures à talons hauts, on en a suffisamment parlé dans le chapitre précédent. Les talons hauts portés en permanence sont la première origine du ventre. Je pourrai néanmoins en rajouter une couche sur ce chapitre. Car non contente d'attiser le regard des hommes, et donc le mien en particulier – car cela fait un demi-siècle que je vous observe toutes – vous avez imaginé qu'en plus d'une cambrure lombaire accentuée, vous pouviez animer votre démarche d'un balancement suggestif.

« Comment, me direz-vous ?

— En emprisonnant l'avant-pied, tout simplement. »

Déchaussez-vous. Jouez un peu avec vos orteils. Maintenant regardez un instant votre pied. Vous remarquez qu'il est naturellement plus large au niveau des orteils qu'au talon. Regardez votre chaussure posée à côté : vous n'aviez pas fait attention à cela mais elle est effectivement plus étroite en avant qu'en arrière. Or il existe un muscle particulier, sur le côté extérieur du pied, attaché au petit orteil, qui a une fonction bien précise : ce muscle, appelé « abducteur du 5e orteil » dans le jargon médical, permet au corps par une contraction infime à la fin du pas, de partir vers l'autre pied situé de l'autre côté. Quand vous emprisonnez vos orteils collés les uns aux autres dans une chaussure trop étroite, vous vous privez de ce mouvement. Il ne vous reste qu'une seule alternative qui consiste à basculer le bassin d'une hanche vers l'autre, dans un superbe roulement de tambour, non pardon, de fesses, qui accentue plus encore le côté sexy de votre démarche. Et ne me dites pas, après tout cela, que vous ne faites rien pour vous faire remarquer !

Bientôt vingt ans que vous marchez ainsi. De fait, les fesses qui ont fort à faire pour vous permettre d'avancer ainsi ne sont plus efficaces pour retenir le dos. La cambrure devient encore plus importante.

Et si vous marchiez tout simplement pieds nus !

- Le dos rond

Au point où nous en sommes, je n'ai plus rien à vous cacher. Surtout que votre dos, il est derrière vous et qu'à part moi, personne ne s'y intéresse pour vous dire qu'il est peut-être déjà en train de s'arrondir.

Le problème est que maintenant il est temps de prendre les choses au sérieux. D'ici quelques années je ne pourrai plus rien pour vous.

Votre dos s'est arrondi, pourquoi ? Tous les facteurs de gravité sont là. Pour commencer, la cambrure lombaire s'est aggravée, ce qui augmente l'arrondi du haut du dos. Ensuite, la tête est partie en avant du corps. Mais bon sang, mettez des lunettes si votre vue baisse un peu, votre attitude n'en sera qui plus belle ! Poursuivons avec les talons de celles qui ne se déplacent que haut perchées. Sans oublier celles qui sont toujours assises au travail et cela fera bientôt vingt ans, plus les quinze à vingt années précédentes de scolarité ou d'études. Pour terminer, ajoutons tout ce que vous avez soulevé, les enfants portés dans le ventre pendant les grossesses, dans les bras ensuite, plus les courses du supermarché à la voiture, de la voiture à la maison, plus les caisses de linges, plus la table à repasser, plus, plus, plus... on n'en finira jamais.

Voilà pourquoi votre dos s'est arrondi et qu'il est grand temps de faire quelque chose.

- Les seins

« Non, pas déjà ?

—Mais si !

—Vous voyez vraiment qu'ils sont tombés ?

—Pas beaucoup, peut-être un demi-centimètre, mais cela se voit.

—Mais comment est-ce possible ?

—Je vous l'ai déjà expliqué : le dos rond, la tête en avant et le sein n'est plus posé sur le buste. Il devient pendu à la peau à partir des clavicules.

—La peau ? Elle n'est pas faite pour tenir le sein ?

— Cela est hors de ses capacités. Elle veut bien l'envelopper, le faire joli, mais elle a besoin pour cela que le sein soit délicatement posé sur un plateau un peu oblique avec un muscle en dessous qui le soutienne.

—Et c'est trop tard pour faire quelque chose ?

—Heureusement non, mais il va vraiment falloir qu'on s'y mette pour de bon. Non mais, vous n'avez pas honte ? Un si joli capital ! Le laisser fondre comme cela sans y prêter attention. Vous me décevez. D'autant que je connais quelques femmes qui à soixante-dix ans, avec une belle attitude tout au long de leur vie, ont des seins aussi jolis qu'à trente ans. Donc là, je ne vous pardonne rien. Il va falloir tout faire pour remonter le niveau le plus rapidement possible. »

Défauts fréquents chez l'homme de trente à quarante ans

Mais qu'est-ce qui vous arrive ?
Est-ce l'excès de football ?
L'excès de rugby ou de tennis ?
L'excès de position assise ?
L'excès de bière ?
L'excès de canapé ?
L'excès de voiture ?
Et que sais-je encore ?

Non mais vous avez vu dans la glace ! De face, il est vrai que vous avez tout de l'homme affirmant sa virilité. Les épaules sont développées, le thorax impressionnant, le bassin bien campé sur des jambes solides. Avant, il y avait Schwarzenegger et Stallone. Aujourd'hui, j'ai l'impression de les rencontrer vingt fois par jour dans la rue.

L'ennui est que je suis kinésithérapeute et que tous ces muscles me font peur. Vous en avez trop. Ils sont tous développés aux mêmes endroits. Et cela est vraiment significatif de quelque chose si vous venez tous me consulter pour les mêmes problèmes !

Reprenons la description de l'homme que vous êtes devenu. Cette fois-ci, regardez-vous de profil et non pas de face. Effectivement vous avez des épaules de déménageurs. C'est d'ailleurs ce que vous recherchez en faisant des pompes ou en soulevant poids et haltères en salle de musculation. Mais vous avez aussi un cou à ne pas pouvoir fermer un col de chemise. D'ailleurs, il y a longtemps que vous avez renoncé aux chemises-cravates et lancé la mode des tee-shirts sous la veste.

De profil votre dos est rond. Non pas comme les femmes de votre âge qui ont le haut du dos légèrement arrondi. Chez vous, tout le haut du dos est enveloppé par une carapace de muscles à ne savoir qu'en faire. D'ailleurs, je vous le demande, à quoi vous servent tous ces muscles ? À couper des arbres dans les forêts ? À chasser le buffle et le bison ? À vous battre à mains nues ? À conduire votre voiture ? Ou bien à naviguer sur Internet et à vous énerver sur la télécommande parce que votre équipe préférée n'a pas su éviter le but ?

Bon je sais, je fais de vous une description caricaturale mais néanmoins, on n'est pas loin de la vérité. Regardez-vous au niveau de la ceinture. La ceinture, chez l'homme, c'est la ceinture abdominale, c'est-à-dire un ensemble de muscles qui s'associent pour faire un ventre creux. La partie la plus large du corps chez l'homme se situe au niveau des côtes. En dessous, il y a le ventre et le ventre est un creux, pas un plein !

Votre ceinture, celle qu'on met pour tenir le pantalon, est devenue un appareil pour retenir le ventre.

Effectivement vous avez des muscles. Mais ils sont mal équilibrés entre eux. Les muscles de l'arrière du corps sont trop puissants, trop développés et donc de plus en plus courts avec les années. Les muscles de l'avant du corps sont trop faibles et insuffisants. Au total, votre corps est dans une carapace de muscles inutiles car inefficaces.

- Les cuisses

Premier point faible. Du pied jusqu'au genou vous avez commencé à casser tout ce qui pouvait l'être. Déchirures, claquages, entorses, ménisques, ligaments, aux chevilles, aux genoux, tout y passe. Je comprends maintenant quand mon père me disait qu'il ne fallait jamais prêter sa voiture à personne. Parce ce que si vous utilisez votre voiture comme votre corps, vous devez avoir des frais d'entretien élevés.

On ne peut pas vous faire confiance. On vous passe un matériel de qualité, destiné à faire une longue vie, et vous avez vu dans quel état il est déjà après trente à quarante ans !

Mais qu'est-ce que vous en faites ? Oh ! Ce n'est pas très compliqué, vous roulez avec le frein à main serré, tout simplement. Les ischios, vos fameux ischios-jambiers, ils sont devenus trop courts ! Maintenant, c'est au tour des adducteurs de vous faire souffrir.

Et avec un matériel comme cela, vous allez faire du sport jusqu'à n'en plus pouvoir ? Ah ! Le bonheur des corps qui s'éclatent sur le terrain de foot ou de rugby, sur le green ou la terre rouge, sur le vélo ou le « VTT »... Ah ! Pour s'éclater, ils s'éclatent. Je passe ma vie à vous soigner. Pas une semaine où l'un d'entre vous ne vient me voir pour un truc qui a lâché, déchiré, cassé. Vous trouvez ça normal qu'il y ait toujours des blessés sur le banc de touche ? Vous appelez cela le plaisir de faire du sport ! C'est du vieillissement prématuré volontaire. Cela me fait penser à cette publicité où on voit un jeune cogner sa voiture contre des murs et la finir au marteau pour lui donner une nouvelle forme. C'est cela que vous faites : vous donnez une nouvelle forme à votre corps. En le cassant un peu ici et là !

Ce n'est pas difficile d'enlever le frein à main avant de démarrer. Il suffit d'étirer ischios et adducteurs, d'y associer de grands étirements des chaînes musculaires et vous pourrez jouer autant que vous le souhaiterez avec votre corps sans risquer de lui nuire.

- Les lombaires

Quand cela tire sur le bas, cela tire sur le haut. Toutes ces tensions musculaires que vous m'avez inventées en bas remontent maintenant vers le dos. C'est un peu comme si vous aviez mis du pansement adhésif sur le bas du dos pour aller au travail. Le mouvement lombaire est limité. Le bassin est basculé en avant sur les hanches et augmente la cambrure lombaire. Debout, cela ne se voit pas beaucoup. C'est lorsque vous vous mettez au sol et que vous tentez d'allonger les bras au-dessus de la tête en laissant le dos collé que la tension se manifeste.

C'est toujours la même histoire. Les muscles sont trop courts sur l'arrière. Ils tirent la colonne vers le bas, augmentent la pression sur les disques intervertébraux, le mouvement devient douloureux. Vous avez déjà perdu un à deux centimètres et désolé de vous le dire, mais vous faites bien votre âge.

Peut-être même que dans le mouvement, vous faites dix ans de plus !

- Le ventre

Il suit la courbure lombaire. Quand le dos se creuse, le ventre s'avance. Le rond devant correspond au creux derrière. C'est un événement qu'on ne voit pas venir. Le ventre est discret au départ. Mais quand il a commencé à apparaître, il ne revient jamais comme avant. Sauf à réaliser un sérieux travail d'étirement, aucune récupération possible.

Vous pourrez toujours dire que vous mettez là toute l'affection que vous portez à votre bien-aimée et à vos enfants, vous êtes un futur bedonnant. Regardez ceux qui vous précèdent et testez le physique que vous aurez dans dix ou vingt ans. Ce sera joli sur les photos !

- La respiration

Expirez pour voir ?

Bien sûr, l'air sort des poumons. Bien sûr, vous avez du souffle. Mais une chose m'ennuie un peu : quand vous expirez, les côtes ne descendent plus comme avant ! On a l'impression qu'elles ont perdu de la souplesse. Comme le dit votre femme, vous avez pris de la carrure. J'ai tendance à penser que ce n'est pas un bon point. Si les côtes ne descendent plus, c'est parce que la tension augmente dans le dos. Elles bloquent la respiration. Et tel que c'est parti, cela n'ira pas en s'améliorant.

Au quotidien, cela ne change rien dans la respiration. Un peu plus d'air reste emprisonné dans le poumon, de l'air inutile ! Auparavant, cet air était conservé en réserve pour faire des efforts. C'est la roue de secours du poumon. Un bon volume de réserve expiratoire et on peut voir venir. On vivra vieux.

Ce que vous êtes en train de faire, c'est que non content de rouler avec le frein à main serré en permanence, vous avez en plus laissé la roue de secours au garage.

Et vous voudriez que j'achète votre voiture ? Mais je ne ferai jamais 300 000 kilomètres avec ! C'est pareil avec votre corps. Ne vous demandez pas pourquoi nous, les hommes, vivons moins longtemps que les femmes ?

Bon, vous êtes d'accord. On fait une grosse révision. On remet une roue de secours et on change les patins du frein à main !

Car avec des étirements adaptés, mais alors réguliers, très réguliers, vous pouvez encore retourner en arrière et nous refaire un corps d'homme beau, musclé et souple à la fois. D'ailleurs je me demande si ce n'est pas cela qu'ont fait Stallone et Bruce Willis et Schwarzenegger. Car ils sont aussi impressionnants en force qu'en souplesse ! Longue vie à eux.

Chapitre 10.

De quarante à cinquante ans

Cinquante ans de position assise,
cela laisse des marques dans un corps.

Le corps à maturité

On arrive ici à la dizaine de tous les dangers. Je vous souhaite d'arriver à cet âge en ayant réalisé certains de vos rêves. Vous avez, de toute façon, parcouru un vrai chemin. La quarantaine avancée est l'âge de la puissance du corps, de sa capacité à agir et à se réaliser.

C'est aussi l'âge où l'on constate les premiers signes du vieillissement. La découverte arrive insidieusement. Pour ma part, je me rappelle très bien comment je m'en suis rendu compte. Je devais saisir à chaque nouveau patient que j'accueillais, le numéro du médecin. Ce numéro est écrit en tous petits caractères, souvent en bas à droite de l'ordonnance. Un jour, je n'ai pas pu lire ces chiffres. Je n'y ai pas prêté attention, pensant que les caractères d'impression étaient plus petits que ceux utilisés habituellement. Mais le lendemain et les autres jours, ces caractères sont devenus légèrement flous puis totalement illisibles. J'ai appelé un ami médecin qui m'a accueilli avec le sourire dans le monde des presbytes et m'a conseillé d'aller voir un ophtalmologue dans les meilleurs délais.

Depuis, comme tous ceux de mon âge, je porte désormais des lunettes pour lire et j'ai autour du cou une jolie ficelle qui me permet de les ôter sans avoir à les rechercher l'instant suivant. Maintenant, mes lunettes me suivent partout. Si cela ne vous est pas encore arrivé, n'ayez crainte ! Vous êtes dans la bonne dizaine. Vous ne passerez pas à côté de ce premier coup de vieux.

Remarquez que cela a son avantage. Ma femme, qui est une coquette, ne veut pas croire que sa vue change. De ce fait, sa presbytie débutante lui permet de ne pas voir les détails de toute chose. Elle ne voit donc pas ses premières ridules et a l'impression que l'âge n'a pas de prise sur elle !

Ceci étant de quarante à cinquante ans, on ne peut plus ignorer son corps. Il s'est déjà modifié. On commence se rendre compte que l'outil n'est pas inusable.

Votre corps de quarante à cinquante ans

Restons amis. Il va y avoir du changement dans ce corps, tellement de changements, que je ne peux tout vous résumer en quelques lignes. Pardonnez-moi donc si je ne cite que certains aspects de ce vieillissement en oubliant les autres. Il me faudrait écrire un livre entier sur les modifications de cette tranche d'âge pour tout vous dire.

La peau

La peau est et sera toujours belle, je l'ai déjà écrit. Mais...

Premier critère à se modifier, le toucher. Lorsqu'on touche la peau, on remarque une différence. La douceur qui était le reflet de cellules jeunes et saines a disparu. La peau est toujours aussi agréable à caresser et à toucher, mais les sensations perçues par la main qui touche et la peau qui reçoit ne sont plus les mêmes.

« Les taches ?

— Parce que la peau est tachée ? Je croyais que cela arrivait bien plus tard, que c'était l'apanage de la vieillesse. »

Et bien non ! La peau se tache très vite et il n'existe pas de détachant ! Ma grand-mère a eu une phrase très drôle quand je lui ai montré des taches identiques aux siennes sur la peau de mes avant-bras : « Ce sont des fleurs de cimetières » m'a-t-elle dit. Je n'ai pas d'angoisse particulière par rapport à la mort. Elle non plus sans doute puisqu'elle est morte, couverte de taches, à quatre-vingt-dix-sept ans.

D'où viennent ces taches ? D'une perte de capital en mélanine. La peau, lorsqu'elle prend du soleil, se protège en utilisant les cellules de mélanine. Mais la mélanine, c'est comme le pétrole, quand il n'y en aura plus, il faudra faire sans. Avec les années, la peau n'en produit plus assez pour se protéger du soleil. Elle n'a qu'une seule réaction possible. Elle fait un bouclier, une tache, qui pourra être oubliée là. (*Il faut quand même sérieusement surveiller ces taches, car comme la peau les ignore d'une certaine façon, certaines pourraient se cancériser, surtout si on les brûle à nouveau au soleil.)*

La texture de la peau est également modifiée. Elle est moins élastique. Par endroits, elle est plus épaisse et colle au tissu situé dessous. Dans d'autres endroits, elle est au contraire détachée du corps. Elle ne forme plus une couche uniforme. Ce relief particulier donne de jolies rides qui soulignent le mouvement. Ces rides sont l'expression de nos humeurs passées et présentes. Nous commençons à avoir le visage de ce que nous avons vécu. La peau est un véritable livre d'histoire qui révèle aux autres les souffrances vécues, notre bonheur permanent ou notre profonde réflexion.

En d'autres endroits cachés, la peau est déjà détendue. Regardez sous vos bras par exemple, à la jonction de l'épaule. La peau décrit une courbure harmonieuse entre coude et épaule. Auparavant, ce tissu était tendu sans aucun pli surajouté.

Si on prend la peau, dans le bas du dos de l'homme ou sur le côté de la cuisse chez la femme, on ne peut plus la décoller des muscles et des os situés en dessous.

La peau est définitivement un critère qui signe notre âge. Vous pouvez la cacher sous une couche de crème. Vous pouvez également tromper l'apparence en la faisant retendre à certains endroits. Aucun chirurgien ne pourra jamais reprendre toute la peau du corps.

Et si vous acceptiez ce visage vieillissant comme l'expression de votre beauté intérieure. Peut-être ne le savez-vous pas, mais l'expérience aidant, vous êtes beaucoup plus belle ou plus beau à cinquante ans qu'à vingt ans !

L'os

Les os ne sont plus ce qu'ils étaient. Ce ne sont pas encore de vieux os, mais ils sont pleins des stigmates et des cicatrices de tous les efforts mal réalisés, des gestes répétés, des accidents vécus.

Cinquante ans de position assise laissent des marques dans un corps. Ces marques sont désormais indélébiles. Au bord des articulations, on commence à voir à la radiographie, l'imagerie en résonance (IRM) ou au scanner, une modification de leur structure. Ils ne ressemblent plus du tout à ce qui est décrit dans les livres d'anatomie. Je suis toujours très curieux de regarder ces images de l'intérieur du corps. Nous, médecins et kinésithérapeutes, accompagnons vraiment votre corps au cours de sa vie. Avant vous, nous savons que l'usure débute dès les premières années de travail. Ce qui se lit ensuite, quand les défauts apparaissent sur l'image radiographique, sont les conséquences d'une histoire débutée il y a bien longtemps. Donc plus question de croire que l'on peut retourner en arrière. Ce qui est inscrit dans l'os le restera. Les excès de vos jeunes années restent marqués à jamais.

Le muscle

Pas d'inquiétude pour eux, les muscles sont toujours et pour longtemps efficaces. Vous pouvez prévoir encore de belles années d'activité.

Par contre, ce qui était tension débutante, il y a dix ans, et chez ceux qui ont fait des excès de sport, tension déjà bien installée, est devenu rétraction. Et là plus rien à faire. La rétraction s'attaque au muscle comme le soleil attaque la peau. Il s'agit maintenant d'une modification dans la structure du muscle. Le muscle est moins élastique et moins rapide. Il a perdu une partie de ses possibilités d'étirement maximum. Par contre, il est toujours aussi puissant.

L'attitude

Elle est le reflet de toutes les tensions inscrites dans le corps. L'ensemble des chaînes musculaires en action se combine et s'additionne pour déformer l'attitude. Vous n'êtes pas debout dans la même position qu'à vingt ans. Cela, je ne vous l'apprends pas. Vous l'aviez déjà constaté, sans rien dire, sur les photos de famille. Ce qui était une empreinte débutante devient une attitude permanente avec impossibilité de la corriger.

Il faut vous y faire. Vos muscles ne sont plus aussi élastiques. Les os ont pris la forme de votre attitude. Il n'y a pas de retour possible à la case départ, pas de bonus possible ! Vous ne pouvez plus corriger ces défauts aujourd'hui visibles.

La seule chose que vous pouvez faire pour que nous ayons à l'avenir des humains vieillissant en bonne position, est d'enseigner à la jeune génération ce que vous n'avez pas su faire, c'est-à-dire, entretenir le matériel très tôt.

Le mouvement

Pas d'inquiétude non plus, vous êtes toujours belle et beau ! Vos mouvements sont emprunts de la grâce naturelle qui a toujours été la vôtre. Ça, c'est pour vous passer la main dans le dos. Disons que cette grâce a un côté éphémère.

C'est en particulier quand vous vous levez entre deux périodes de sommeil – qui a dit que vous étiez insomniaque ? Vous dormez moins c'est tout, avec une ou deux phases de réveil par nuit. C'est naturel à cet âge ! – que le mouvement n'est pas toujours parfait ! De temps à autre, vous constatez que votre équilibre n'est pas tout à fait le même. C'est un peu comme si les os avaient besoin de quelques pas pour se remettre en place et vous redonner votre équilibre habituel.

Avant que vous ne défailliez, j'ose vous annoncer que ces sensations bizarroïdes seront votre lot permanent quand vous aurez trente ans de plus. Mais une fois bien réveillé, après une bonne douche qui aura réchauffé le système musculaire, tout fonctionne normalement.

> En fait, à cet âge, vous êtes comme un moteur HDI. Vous démarrez au quart de tour après un préchauffage très bref.

Vivez, riez, jouez, faites l'amour, et prenez attention à dormir suffisamment. Évitez de suivre les plus jeunes. Ils vont désormais trop vite. Poursuivez la quête de vos rêves les plus fous et soyez heureux !

De quarante à cinquante ans, vous devez être capable de :

- Marcher sur sept à huit kilomètres sans interruption.
- Monter un escalier de trois étages sans être essoufflé.
- Nager vingt longueurs du grand bassin sans fatigue.
- Faire deux heures de sport à votre rythme et être capable de recommencer le surlendemain.

- Vous accroupir les pieds à plat sur le sol plusieurs fois et rester accroupi une à deux minutes sans fatigue.
- Être à genoux au sol, assis sur les talons, pieds tendus sans douleur des chevilles, pendant plusieurs minutes de suite.
- Être accroupi sur une jambe, pied à plat et conserver l'autre jambe tendue au niveau du genou, pointe du pied libre sans l'aide des mains.
- Vous mettre à quatre pattes, fesses sur les talons, pieds tendus sans douleur des chevilles, et vous redresser aisément à genoux en assis-talons.
- Vous asseoir au sol en tailleur, dos libre et y rester plus de vingt minutes.

- Allongé sur le sol, un genou fléchi ramené sur la poitrine, allonger l'autre jambe tendue, genou au contact du sol, pied en flexion, les orteils redressés.
- Allongé sur le sol, les deux genoux fléchis, mains derrière la tête, avoir le bas du dos collé strictement au sol et dans le même temps rentrer le menton et voir vos genoux sans décoller la tête du sol.
- Allongé sur le sol, les deux genoux fléchis, dos plaqué, menton rentré, regard vers les genoux, mains derrière la tête, amener les coudes au contact du sol.

- Allongé sur le dos, fesses à trente centimètres d'un mur, monter les pieds au mur, puis allonger les genoux en gardant les fesses au sol.

- Vous mettre debout sur une jambe, l'autre jambe étant fléchie au niveau du genou, ramener le talon de la jambe fléchie à la fesse.
- Dans la même position sans plier la jambe qui vous soutient, talon maintenu en contact avec la fesse, reculer le genou fléchi deux à trois centimètres en arrière de l'autre.

- Vous mettre debout le dos au mur, pieds à vingt centimètres du mur sans décoller le bas du dos.
- Dans cette position, recoller la tête au mur en laissant un espace inférieur à l'épaisseur de deux doigts entre le cou et le mur. Les yeux doivent regarder à un mètre devant les pieds.
- Dans cette position, poser les mains sur la tête, et regarder le sol à un mètre devant vous en laissant la tête au contact du mur.
- Dans cette position, toujours sans décoller le bas du dos, amener coudes et poignets au contact du mur à hauteur de la tête.

- Vous pencher en avant, genoux fléchis et parvenir à mettre les mains au sol.
- Debout, dos au mur au départ, vous pencher en avant en pliant faiblement les genoux et aller toucher vos orteils.

- Soulever à partir du sol trois fois successivement sans effort un poids égal au tiers du vôtre et le reposer sur le sol en pliant les genoux quand vous levez et reposez la charge.
- Soulever à partir de la hauteur d'une chaise et déplacer sans effort sur une dizaine de mètres un poids égal au tiers du vôtre.

Expirer pendant au minimum trente secondes (pour le détail du mouvement voir le test de la dizaine précédente).

« Encore ! Mais quand est-ce qu'on souffle ?

— Mais maintenant, c'est ce qu'on est en train de faire. Pourquoi, vous avez du mal à souffler aussi longtemps ?

— Un peu oui, c'est long trente secondes.

— Vous avez perdu de l'air ? »

C'est comme pour votre voiture. De temps en temps, il faut lui remettre de l'air. Puisque je vous dis que vous en avez dans la roue de secours ! Il suffit simplement d'entraîner un peu plus votre expiration et vous verrez que dans trois ou quatre semaines, vous referez ce test avec facilité. Non mais, vous n'avez pas soixante-dix ans tout de même !

Défauts fréquents chez la femme de quarante à cinquante ans

Je sens que mon humour ne va pas vous plaire. Mais si on ne peut pas rire de nous, de quoi rira-t-on ? Des fleuves, des arbres ou des autres animaux ? Nous sommes tout de même les êtres les plus originaux que la nature ait créés. Alors rions de nous !

Donc parlons maquillage.

- Entre vingt et trente ans, vous faisiez un peu de décoration : un trait plus appuyé sur le cil, un léger trait de peinture sur la paupière et un nuage de fard sur les joues.
- Entre trente et quarante ans, vous faisiez les peintures : une sous-couche pour donner un aspect de peau jeune, une couche pour les couleurs du jour, dont une vraie couche de far.
- Entre quarante et cinquante ans, vous refaites carrément les plâtres ! Une épaisseur pour effacer les rides, une sous-couche pour la peinture grand teint de jeune fille, et une couche finale pour faire la déco.

Même les hommes s'y mettent. Regardez-les sur le petit écran. C'est extraordinaire comme ils passent les années en même temps que nous, sans prendre une ride. J'aimerai bien les voir une fois le matin avant qu'ils n'entrent dans la douche !

Vous croyez que c'est une maladie de vieillir. Faut-il s'en cacher au point de vivre masqué chaque jour ? Que vous soyez jolie, je le souhaite chaque jour. Que je ne puisse vous embrasser le matin m'ennuie ! « *Ne pas mettre les doigts sur la peinture fraîche.* » Au fait, c'est pas marqué sur les tubes si c'est reconnu comme produit alimentaire la crème pour la peau ? Je crois donc que désormais je ne vous embrasserai plus et je vous tendrai simplement la main.

C'est sans doute cela que me disait ma mère. « *Passé un certain âge, l'amour se transforme en tendresse.* » Je trouve que c'est un peu tôt, mais puisque je vous aime, il va falloir que je m'y fasse.

« *Au fait, vous avez repris le sport ? Vous ne me l'aviez pas dit. Que s'est-il passé soudainement, pour que vous ayez eu envie de retourner en salle de sport, vous qui détestiez la gymnastique il y a encore si peu de temps ?*

— Non mais tu as vu la peau de mon ventre. Il faut vraiment que je fasse quelque chose ! »

Et oui, les rides ne s'arrêtent plus au visage. La peau perd son élasticité partout. Peut-être faudrait-il se tartiner de crème des pieds à la tête ?

Non, mais il faut accepter l'explication suivante. Mettons que vous mesuriez un mètre soixante-huit à vingt ans. Aujourd'hui, les courbures lombaires sont augmentées. L'ensemble du dos est déjà tassé de un à deux centimètres.

Vous avez noté que cela ne l'empêche nullement de fonctionner comme avant et que vous faites l'amour avec autant de plaisir que dans le passé, pardon avec beaucoup plus de plaisir car l'expérience en ce domaine permet de mieux se connaître et d'arriver plus facilement et plus souvent à l'orgasme. J'écris cela pour les jeunes qui lisent ces lignes et qui pensent que la sexualité est déjà de l'histoire.

Donc l'ensemble du corps a diminué en taille mais la peau a toujours la même longueur : elle est un peu trop longue partout. Comme le corps ne sait pas faire d'ourlet, la peau se ride simplement partout avec les années.

Rien d'important, cela nous arrive à tous. Il faut dire à la prochaine génération que l'excès de soleil durant les jeunes années occasionne plus précocement la survenue des rides. Il faut aussi répéter que la peau doit respirer tout au long de la vie, sinon, elle s'encrasse et vieillit plus vite. Ne comptez pas sur les marchands de produits cosmétiques pour vous tenir de tels propos. Ils veulent avant tout vous vendre leurs crèmes, gels et autres produits. Quel intérêt auraient-ils à vous avouer que la peau doit rester à l'air libre pour bien respirer !

Défauts fréquents chez l'homme de quarante à cinquante ans

- Le dos

Aïe, aïe, aïe !

Refrain connu. Ça tire, ça coince, ça bloque, ça brûle dans la fesse, ça se démet, etc. Trente ans que je ne fais que cela, soigner votre dos. Plus de cinquante mille séances à vous détendre, vous assouplir, vous étirer, pour que vous puissiez dès que vous sortez du cabinet, vous asseoir à nouveau dans une position incongrue au volant de votre voiture, puis au bureau et finir avachi dans le canapé en attendant la prochaine fois où vous me téléphonerez pour prendre un nouveau rendez-vous.

Cinquante ans de position assise laissent des marques dans un corps. Les femmes se tiennent généralement mieux assises que les hommes. Ceci est vrai depuis l'école. Elles semblent bien plus adaptées que nous à cette position. La femme assise a le dos souvent droit. Elle croise les jambes sous son siège et ne fatigue pas.

L'homme assis, c'est un dos écrasé sur son bassin. Le bas du dos est rond, les disques intervertébraux pincés du matin au soir. Il est tassé sur lui-même, tête rentrée dans les épaules. À tel point que quand l'homme se lève, on est parfois surpris de voir comme il est grand... une fois déplié.

Asseoir l'homme, c'est déjà l'enfermer dans une caverne. Le dos n'est pas fait pour être installé sur un siège pendant cinquante à soixante ans. On commence à la maternelle et on termine à la retraite. Un corps d'homme est fait pour découvrir de nouveaux territoires, aller à la chasse ou suivre la piste d'un animal isolé. Donc bouger, marcher, courir.

Depuis combien de temps êtes-vous enfermé dans ce bureau ? Trente ans ! Pauvre de vous ! Pas étonnant que votre dos ait pris la forme de la chaise sur laquelle vous êtes assis. Pas étonnant non plus qu'à l'avoir déformé pour qu'il ait la forme de la chaise, il ne puisse plus prendre d'autres positions sans un certain inconfort.

Un jour, le dos n'en veut plus de cette position assise. Il se bloque, il vous fait souffrir et vous vous rendez compte, ce jour-là, que vous l'avez malmené. Et si vous changiez de position ?

- Le ventre

On en reparle encore ? Oui, mais en bien. Pour une fois que nous les hommes parvenons à faire mieux que les femmes.

« Eh ! Les filles, vous avez vu mon ventre ? Pas une ride ! Comment cela, j'ai une petite bedaine ? J'ai simplement la peau lisse et tendue comme quand j'étais jeune. Tu remplaces le creux par un plein et pas une ride je te dis ! »

« Mais qu'est-ce qui vous arrive, vous êtes tout rouge ?

— Je cours !

— Je vois bien que vous courez. Mais vous avez mauvaise mine. Vous devriez arrêter.

— Certes non ! Je viens de reprendre.

— Dites-moi, vous n'êtes pas un peu zinzin de vous mettre dans des états pareils. C'est un truc à faire un malaise cardiaque. D'ailleurs pourquoi courez-vous ?

— Mmmm...

— Je n'ai pas bien entendu ? Vous avez quoi ?

— Du ventre.

— Bien oui, c'est normal à votre âge. Je vous l'ai déjà expliqué, il y a dix ans, peut-être même il y a vingt ans. Les muscles de l'arrière trop courts, le bassin qui bascule en avant sur des jambes écartées comme un cow-boy, augmentent la cambrure lombaire. Le creux du bas du dos pousse la colonne vertébrale en avant et le ventre ressort.

— Il n'y a rien à faire ?

— Il y a toujours quelque chose à faire. Mais ce n'est pas en courant comme un dératé – d'ailleurs vous en avez maintenant des ratés quand vous courez ! – que vous pourrez le faire disparaître ! »

- Le cou

Vous avez essayé de remettre la chemise que vous portiez le jour de votre mariage. Non, le tissu n'a pas rétréci ! C'est votre femme qui dit cela pour ne pas vous accabler plus. Rappelez-vous que ce jour-là vous aviez en plus une cravate ou un nœud autour du cou. Pourtant sur les photos vous sembliez respirer.

Pour tout dire, non seulement vous avez pris du ventre, mais vous avez aussi pris du cou. Votre cou est devenu trop puissant. En réalité la tension qui montait d'abord dans l'arrière des jambes, dans les ischios-jambiers, puis dans le bas du dos – vous savez ces fameux pincements douloureux ! – est remontée le long de votre colonne vertébrale jusqu'au cou et vous tasse maintenant à ce niveau.

Encore un point en moins ou un centimètre de moins sous la toise.

- Les ventres

Vous ne voulez pas qu'on en parle ? Cela vous désole. Pourtant vous faites attention ! Vous mangez maintenant la salade et les légumes verts qui sont dans votre assiette.

C'est bien. Mais il ne faut pas en plus manger les frites servies avec le steak !

Des ventres, en voici, en voilà. Il y en a partout.

- Dans la peau des jambes. Quand on soulève un pli, son épaisseur a doublé.
- Sur les fesses, l'endroit que vous ne regardez jamais. Par contre, vous avez récemment changé votre chaise de bureau pour un fauteuil plus large, histoire de bien présenter la marchandise.
- Sur la peau du ventre, un vrai tam-tam.
- Dans le bas du dos et là, même plus question de soulever la peau, elle reste collée en profondeur.
- Derrière les bras, c'est un ventre supplémentaire porté en roue de secours.
- Sous le menton : encore un petit ventre qui ne sait se tenir !

À mon avis, vous avez tellement peur de ne pas avoir une retraite suffisante que vous faites des réserves à l'avance pour pouvoir tenir votre train de vie. Ou alors serait-ce toutes les calories que vous absorbez du matin au soir. À croire que vous poussez les wagons à la main dans les mines de charbon pour en avoir besoin de tant ! Il faudra que l'on parle un peu de votre alimentation.

Chapitre 11.

De cinquante à soixante ans

Tout va bien mais je n'en ferai pas plus.

L'âge de l'expérience

À vingt ans, quand on regarde les aînés de cinquante, on dit « les vieux ». À cinquante ans, quand on se regarde le matin dans la glace, on note bien que le corps ne sera plus jamais jeune, mais on ne se sent pas vieux du tout. Bien au contraire !

Aujourd'hui, avec une dizaine de plus, je me rase en gardant mes lunettes. Je n'ai pas encore acheté une glace qui grossisse les traits et permet de se regarder dans un miroir sans lunettes. J'en ai une dans un placard récupérée après le décès d'une tante. Je crois que cela servira prochainement.

Depuis le temps que l'on me dit que « quand la vue baisse, tout baisse », je n'ai pas encore vérifié le dicton. Récemment, je suis parti en vacances avec des couples amis de ma génération. Entre vingt et trente ans, la sexualité des couples fait partie de l'intimité. Passé cinquante ans, c'est un sujet qui peut être abordé, avec pudeur certes, mais avec naturel. J'en ai retenu que les cinquantenaires n'ont aucune baisse de forme. Je croirai plutôt à un regain de vitalité dû au départ des enfants de la maison et à plus de facilité au quotidien en comparaison des premières années du couple.

Non, non, les jeunes, je ne me shoote pas avec ces pilules miracles qui vous vendent une sexualité de pharmacie, avec prise de pilules à heures fixes ! Cela viendra peut-être, mais ce n'est pas pour tout de suite. Je mange des huîtres de temps en temps. Je bois peu. Je ris. Je suis plus détendu. Je suis amoureux de ma femme et cela suffit pour que nos câlins nous conduisent toujours au plaisir partagé.

Au travail, je sais tout faire. C'est moi qui ai la plus grande expérience. Quel que soit l'événement ou la difficulté, j'y ai déjà été confronté dans le passé et j'ai souvent la solution. Pour ce qui est d'apprendre de nouvelles technologies, on peut compter sur moi. Je peux toujours m'adapter. Il suffit de me laisser le temps de découvrir les choses nouvelles à ma vitesse.

Quant à la fatigue ou au manque de rendement, ce n'est pas trente-cinq, quarante ou même cinquante heures de travail hebdomadaire qui vont me faire peur. Je prendrai simplement le temps de me reposer le week-end quand vous irez faire la fête et vous coucher tard.

Votre corps de cinquante à soixante ans

On n'a rien à cacher. On y va tous ou on y est déjà. La soixantaine est un bel âge et on s'en rapproche. Bien sûr, le corps continue d'évoluer, mais l'aventure continue et on en fait partie.

Faut-il vous avouer la vérité des chiffres ? Avez-vous déjà entendu parler de « la médiane de vie ». Non ! Nos gouvernants, nos banquiers, nos assureurs utilisent tous le même vocabulaire : ils parlent de « l'espérance de vie ». L'espérance de vie est l'âge que nous pouvons espérer globalement atteindre si nous nous situons dans la moyenne de la population. Ce n'est pas l'âge que nous atteindrons tous. Certains mourront très jeunes. D'autres auront le loisir de rester dans l'histoire encore des années.

Combien y avait-il de centenaires recensés en France dans les années cinquante ? Environ deux cents. Combien y en a-t-il aujourd'hui ? Bientôt dix mille, c'est-à-dire une personne sur six mille. Combien y en aura-t-il cinquante ans plus tard ? Entre cent et cent cinquante mille au minimum. Donc nous ne vivrons pas tous centenaires.

Nous ne vivrons pas tous non plus jusqu'à la date fatidique annoncée par les statisticiens, c'est-à-dire quatre-vingt-quatre ans pour les femmes et soixante-dix-sept ans pour les hommes. La réalité des chiffes est tout autre.

Entre cinquante et soixante ans, une femme sur deux, un homme sur deux est déjà décédé. De mort naturelle, d'accident, de maladie, de suicide, de meurtre, mais il est effectivement bien mort. C'est cela « la médiane de vie », l'âge auquel la moitié d'une génération née la même année est décédée. Peut-être ne sommes-nous pas assez adultes pour le savoir. Je pense, quant à moi, qu'il est important de connaître cette vérité.

Donc les vivants, et bien vivants, prenez toute la place qui vous revient dans les années à venir. Faites attention à vous pour continuer dans les meilleures conditions et observez le vieillissement du corps avec le bonheur de celui qui a la chance d'être toujours présent chaque matin.

La peau

La peau est toujours belle, je ne cesse de vous le répéter. Elle ne cessera pas d'être agréable à caresser et à toucher. Elle fabrique moins de cellules, cicatrise donc un peu moins vite qu'à l'ordinaire, mais se refait toujours une beauté dès qu'elle est abîmée.

Les taches sont plus nombreuses. Elles s'étendent sur toutes les zones qui ont pris trop de soleil et ont presque épuisé leur capital de mélanine.

- Première zone à surveiller, les avant-bras et en particulier l'avant-bras gauche qui est à l'extérieur de la portière en été et reçoit les rayons du soleil par la vitre pendant les autres saisons.
- Chez la femme : les épaules qu'elle déshabille pour notre plus grand bonheur dès les premiers rayons.
- Chez l'homme : le crâne chauve qui reçoit directement les rayons du soleil...

La peau est moins élastique. Elle se laisse étirer dans les mouvements du corps mais ne revient plus à sa longueur initiale. Des petites ridules apparaissent ici et là. Avant-bras, épaules, ventre, aucune zone n'est oubliée.

Évidemment, si votre peau est arrondie par un poids avantageux, vous avez la chance de ne pas voir ces signes du temps. Sans doute avez-vous par contre la malchance de devoir traiter en permanence un cholestérol ou une hypertension débutante. Ah ! Le bonheur des petites pilules du matin.

L'os

Les os ont emmagasiné toute l'histoire du corps. L'ostéopathe qui se met à l'écoute des tissus sait retrouver les différents événements de votre vie. Il ressent les déséquilibres, perçoit dans votre corps les tensions qui existent. Il retrouve dans le rythme des « fascias » – tissus qui enveloppent muscles, articulations et organes –, les souffrances vécues, les chocs mécaniques (entorses, luxations, factures) ou psychologiques (deuils, divorce) et les traumatismes enregistrés depuis votre plus jeune âge par le corps.

On nous rappelle aujourd'hui qu'un choc à cinquante kilomètres par heure correspond à tomber d'un troisième étage ! Dans ce cas, quand il n'y a rien à la radiographie, on dit le choc bénin. Pourtant l'énergie d'un choc est absorbée par les tissus. L'os garde dans la mémoire de ses cellules la trace des traumatismes. C'est ce que retrouve l'ostéopathe des années plus tard. Il ressent le mouvement.

Comparons une photographie avec une radiographie. Sur une photographie, je peux vous montrer un vélo posé contre un mur. Vous verrez le cadre, les roues. Avec une bonne définition, vous verrez également les rayons, les câbles de freins et même les petites éraflures sur la peinture.

Sur une radiographie, vous verrez la forme et la structure de l'os. Sur une radiographie de qualité, et étant donné les progrès faits ces dernières années en ce domaine, toutes les radiographies sont de qualité, vous verrez également les remaniements osseux. Au bord des articulations, les os en vieillissant montrent les chocs reçus, les mouvements excessifs ou l'usure prématurée de certains endroits.

Ce que vous ne pourrez jamais savoir en regardant la photo du vélo posé contre le mur, c'est si une roue est voilée. Et ce qui n'est pas étudié par l'imagerie médicale c'est si vos mouvements sont voilés ! C'est ce que détectent l'ostéopathe et le kinésithérapeute. Ils sont les professionnels du mouvement et lisent ce que personne ne sait voir dans les corps.

Le muscle

La musculation réalisée dans les premières années de l'âge adulte a forgé les muscles de l'ensemble du corps. À trente ans, on peut aisément multiplier sa puissance musculaire par deux. À cinquante, inutile de rêver devant Stallone. C'est trop tard. Vous ne lui ressemblerez plus jamais.

Par contre, si après une fracture suivie d'une immobilisation vous perdez de la force – et on peut perdre jusqu'à soixante-dix pour cent de la force d'un muscle en trois semaines d'immobilisation stricte –, vous pourrez retrouver une force identique à celle que vous aviez auparavant en deux à trois mois de rééducation active et efficace.

La souplesse, on ne va pas se le cacher, n'est plus ce qu'elle était. Le corps est plus raide que dans le passé. Par exemple, quand vous êtes allongé sur le sol, si vous allongez les jambes et vous levez les bras au-dessus de la tête, le bas du dos et le cou ne touchent plus le sol. Ou alors vous devez plier les genoux ! Le corps est enchaîné dans ses tensions.

Vous pouvez encore retrouver votre souplesse initiale. Il est encore possible d'étirer vos muscles et de retrouver les mouvements perdus.

L'attitude

C'est à cet âge que les amplitudes de taille sont les plus grandes en fonction de la fatigue et des efforts réalisés dans la journée.

Désolé le dos est en train de s'arrondir à grande vitesse. Il ne faut plus perdre de temps car dans cette dizaine, c'est encore un ou deux centimètres de perdus car le vieillissement discal commence à apparaître. Il est essentiel de lui permettre de récupérer sa hauteur perdue par un repos régulier et suffisant. Une soirée un peu tardive, des efforts pour aider un enfant à déménager le week-end, une grande distance en voiture pour rejoindre les sports d'hiver après une semaine de travail, un excès de jardinage le premier jour des vacances d'été, et vous voilà cloué au lit avec une douleur lancinante en bas du dos.

Évidemment, tout rentrera dans l'ordre après un vrai repos. Quelques séances de rééducation seront nécessaires pour que le praticien étire votre dos, redonne sa souplesse aux muscles et mobilise vos articulations lombaires en tout sens. Je suis sûr que vous auriez préféré faire autre chose que de passer ces jours de vacances au lit. Si vous ne réalisez pas un traitement efficace, je répète, étirement du dos, assouplissement musculaire, mobilisation des articulations lombaires, vous serez soulagé mais aurez encore perdu un ou deux millimètres supplémentaires. Votre attitude s'en ressentira. Elle sera marquée par un dos voûté, position qui va devenir incorrigible.

Le mouvement

Entre cinquante et soixante ans, le corps porte les traces de toutes les années passées au travail. C'est un outil qui est loin d'être usé mais a pris la forme de gestes répétés des milliers de fois.

Une personne qui soulève quinze kilogrammes dix fois par heure, charge modérée dans certains métiers, aura soulevé en fin de carrière un total de 40 000 tonnes. Un conducteur de véhicule qui fait en moyenne soixante mille kilomètres par an aura passé 32 000 heures dans sa voiture, soit près de quatre années vingt-quatre heures sur vingt-quatre assis dans son véhicule. Et pour l'anecdote, un kinésithérapeute qui travaille uniquement en thérapie manuelle et réalise le renforcement musculaire en opposant la force de ses propres muscles à ceux de ses patients aura réalisé des efforts correspondant au soulèvement de 300 000 tonnes !

Tous ces efforts ont laissé leurs marques. Si un défaut minime existait suite à une chute ou une entorse dans les jeunes années, le mouvement s'est modifié pour compenser un axe oblique et s'adapter aux nouvelles conditions de l'articulation. Vers cinquante ans, on voit un mouvement déformé, une démarche disgracieuse et sans harmonie. Le corps est voilé comme une roue de vélo. Le corps boite. La boiterie n'intéresse pas obligatoirement la démarche. Elle peut exister dans le dos, quand il se plie en avant ou dans les bras, lorsqu'ils s'élèvent au-dessus de la tête.

Le matin au réveil, il faut au corps quelques pas supplémentaires pour se mettre en route. Il est possible que des bruits articulaires se fassent entendre à l'occasion. Les articulations ont besoin d'huile. Les premiers mouvements du matin la produisent.

> À cet âge, vous êtes comme un diesel. Il faut attendre que le moteur soit chaud pour qu'il donne toutes ses capacités.

Vivez, riez jouez, faites l'amour, et prenez attention à dormir suffisamment. Évitez de suivre les plus jeunes. Ils vont désormais trop vite. Poursuivez la quête de vos rêves les plus fous et soyez heureux !

De cinquante à soixante ans, vous devez être capable de :

- Marcher cinq à sept kilomètres sans interruption.
- Monter un escalier de deux étages sans être essoufflé.
- Nager quinze longueurs du grand bassin sans fatigue.
- Faire deux heures de sport à votre rythme et être capable de recommencer le surlendemain.

- Vous accroupir les pieds à plat sur le sol plusieurs fois et vous redresser sans autre aide que la force de vos cuisses.
- Être capable de vous mettre à genoux au sol, assis sur les talons, pieds tendus sans douleur des chevilles et y rester un instant.
- Être capable de vous mettre un genou au sol, assis sur le talon, pied tendu sans douleur de la cheville, l'autre jambe pliée devant vous, y rester un instant, puis vous redresser sans l'aide des mains.
- Être accroupi sur une jambe, pied à plat et conserver l'autre jambe pliée devant ou à côté de vous, libre au niveau du genou et du pied et vous relever avec l'aide des mains sur un appui.
- Vous mettre à quatre pattes, les fesses sur les talons, pieds libres et vous redresser aisément à genoux en assis-talons.
- Vous asseoir en tailleur près du sol sur un coussin de petite épaisseur, dos libre et y rester plus de vingt minutes.

- Allongé sur le sol, un genou fléchi ramené sur la poitrine, allonger l'autre jambe tendue, genou au contact du sol, le pied libre.
- Allongé sur le sol, les deux genoux fléchis, mains derrière la tête, avoir le bas du dos collé strictement au sol, dans le même temps rentrer le menton et voir vos genoux, la tête étant posée sur un coussin de faible épaisseur.
- Allongé sur le sol, les deux genoux fléchis, dos plaqué, menton rentré, regard vers les genoux, mettre les mains au contact du sol au-dessus de la tête.
- Allongé sur le dos, fesses à quarante centimètres d'un mur, monter les pieds au mur puis allonger les genoux en gardant les fesses au sol.

- Vous mettre debout sur une jambe, l'autre jambe fléchie au niveau du genou, ramener le talon de la jambe fléchie à la fesse.
- Dans la même position sans plier la jambe qui vous soutient, talon maintenu en contact avec la fesse, aligner le genou fléchi avec celui de la jambe qui vous porte.

- Vous mettre debout le dos au mur, pieds à trente centimètres du mur sans décoller le bas du dos.
- Dans cette position, recoller la tête au mur. Les yeux doivent regarder à deux mètres devant les pieds.
- Dans cette position, poser les mains sur la tête, et regarder le sol à deux mètres devant vous en laissant la tête au contact du mur.
- Dans cette position, toujours sans décoller le bas du dos et la tête, mettre les mains au contact du mur au-dessus de la tête.

- Vous pencher en avant, genoux fléchis et parvenir à mettre les mains sur vos pieds.
- Debout, dos au mur au départ, vous pencher en avant en pliant les genoux et aller toucher vos orteils.

- Soulever à partir du sol, trois fois successivement sans effort, un poids égal au quart du vôtre et le reposer sur le sol en pliant les genoux quand vous levez et reposez la charge.
- Soulever à partir de la hauteur d'une chaise et déplacer sans effort sur une dizaine de mètres un poids égal au quart du vôtre.

- Expirer pendant au minimum vingt secondes (pour le détail du mouvement voir le test de la dizaine précédente).

« Mais pourquoi ne parle-t-il jamais de l'inspiration ? Quand j'étais jeune, on me disait : "Inspirez. Bombez le torse !" Ce n'est plus vrai aujourd'hui ? »

Lorsque vous inspirez, l'air pénètre dans vos poumons en grande partie par le nez et parfois par la bouche lorsque vous êtes en plein effort. Ce ne sont pas les côtes qui en se soulevant attirent l'air dans les poumons. C'est le diaphragme, muscle qui partage le corps en deux entre thorax et bassin, qui descend. Donc quand vous inspirez, le ventre descend et se gonfle. Ce n'est que dans un second temps que les poumons, emplis d'air, soulèvent les côtes.

Quand vous expirez, les côtes descendent en même temps que les poumons se vident. Pour bien vider un poumon, il faut une pression des abdominaux. Quand on a perdu cette possibilité, les poumons ne se vident plus complètement. Le diaphragme perd son élasticité et vous perdez l'air de la roue de secours. C'est un peu comme une crevaison lente sur plusieurs dizaines d'années.

Le diaphragme vieillit en se rétractant de la tête au bassin. Il augmente la cambrure lombaire et entraîne la tête en avant. En rapprochant ses insertions, il vous rapproche de votre dernier souffle.

À vrai dire, le diaphragme et vos respirations incomplètes sont le premier facteur du tassement du corps.

Donc la consigne pour tout le monde, à tous les âges de la vie est :

« Inspirez, laissez le ventre libre !

- Soufflez, rentrez le ventre ! »

Et redites-le à qui veut bien l'entendre !

Défauts fréquents chez la femme de cinquante à soixante ans

« Tiens donc, vous avez enlevé vos talons ?

— Oui, maintenant j'essaie de marcher pieds nus régulièrement.

— Sage décision, un peu tardive, et qu'est-ce qui vous a conduit à décider cela ?

*— J'ai moins mal (au genou – au bas du dos – entre les épaules – au cou – à la tête)**

— Parce qu'auparavant vous aviez mal ?

— Oui, je ne savais pas que ça venait de mes chaussures.

— Vous n'en aviez jamais eu l'idée ?

— Si bien sûr, mais je ne me rendais pas compte que c'était aussi important que cela des pieds bien chaussés. De toute manière, quand j'étais plus jeune, il m'était impossible de trouver des chaussures plates à ma taille.

— Vous avez changé de pointure en prenant de l'âge ?

— Non, mon pied ne s'est pas allongé. Vous dites qu'on rapetisse avec les années. Heureusement que le pied ne grandit pas dans le même temps, sinon j'aurai bientôt l'air d'un pingouin.

— Et maintenant, vous trouvez plus facilement des chaussures qui vous conviennent ?

— Oui, pourquoi ?

— Pour rien. »

* *Rayez les mentions inutiles.*

- Les pieds ?
- Les genoux ?
- Les fesses ?
- Le ventre ?
- Les seins ?
- Le menton ?

Je suis devant ma feuille et je ne sais pas par quel paragraphe commencer.

Depuis des années, quand vous prenez un livre, un magazine ou que vous allumez votre téléviseur, chacun vous rappelle que vous êtes la plus belle. Chaque journaliste vous cache les premières traces de l'âge. D'ailleurs la presse a besoin de vous pour acheter son magazine ou faire monter son audimat. Elle ne va tout de même pas vous révéler vos défauts. Sans compter que les magazines ou les émissions sont payées par la publicité pour les produits de beauté que vous allez acheter.

Quand un publicitaire veut vendre un produit aux femmes de trente à quarante ans, il choisit une jeune fille de vingt ans et la vieillit artificiellement pour vous faire croire que la jeunesse est éternelle.

De même, quand il s'adresse aux femmes de cinquante ans, il choisit une femme de trente ans et la vieillit pour lui en donner cinquante.

Évidemment, moi je n'ai rien à vendre. Je suis devant mon papier à vous écrire des choses désagréables à lire. De toute façon, vous ne m'aimez pas. Cela fait deux ou trois chapitres que je vous entends pester contre moi. Je vous révèle une vérité que vous vous cachiez à vous-même : votre corps a vieilli.

C'est peu dire. Tout part en déliquescence : les pieds, les genoux, les fesses, le ventre, les seins, le menton. On ne va pas revenir là-dessus. La peau est en train de lâcher et elle lâche de partout. Pour l'instant, il n'y a que vous et moi à le savoir. Avec une couche de maquillage, des vêtements un peu « in », vous parvenez à faire semblant. Mais vous sentez arriver le moment où vous ne pourrez plus cacher vos rides. Je crains la déprime que vous allez me faire ce jour-là.

Que vous dire ? Je n'ai pas de recettes miracles pour vous faire rajeunir. D'ailleurs pourquoi vous faire rajeunir ? J'ai plein d'amour pour vous depuis les années où nous nous sommes rencontrés. Nous avons tant vécu ensemble. Je vous aime telles que vous êtes.

Vous me regardez tel que je suis et vous m'acceptez bien chaque jour sans que je ne fasse rien pour modifier ni ma silhouette, ni mes traits un peu ridés. Je peux sortir dans la rue sans maquillage. Je ne teins pas mes cheveux. Je ne suis pas obligé de faire mine d'être jeune. Pourquoi n'en serait-il pas de même pour vous ?

À cause des autres : le patron, les copines, la société, les plus jeunes qui nous regardent avec désintérêt et qui nous traitent de vieille ? C'est vrai, elles le disent entre elles. Il est temps de faire évoluer les choses.

Imaginez un « Mac'Do » où les serveuses auraient toutes plus de cinquante ans. Imaginez des hôtesses de l'air grisonnantes à souhait et ridées de même. Imaginez des publicités où les anciens ont l'air d'anciens ?

Imaginez une société où l'âge est un signe d'expérience, où un patron ne met pas en touche une hôtesse d'accueil qui a plus de trente ans de service et connaît la maison plus que toute autre jeune et jolie, mais bien moins efficace. Ce patron, l'homme, a le droit de vieillir, d'avoir du ventre, des rides, on dira qu'il a de l'expérience !

Cette société, dans laquelle on peut vivre et passer toutes les étapes de la vie avec bonheur, respect des autres et de son image vieillissante, existe vraiment. Allez au Canada, vous verrez ce qu'est le bonheur de vieillir en paix dans une société qui vieillit avec vous. Les jeunes y sont jeunes. Les cinquantenaires ont l'air d'avoir cinquante ans. Les anciens de soixante-dix ans ont soixante-dix ans. On ne trouve pas à la télévision ou dans les magazines des faux-semblants de quarante-cinq ans maquillées pour donner l'impression d'être plus âgées ! Et à tous les âges de la vie, les femmes sont belles et surtout heureuses de vivre en liberté.

Car là est la vraie liberté, n'est-ce pas. Vivre son âge sans autre artifice que le plaisir de se plaire à soi-même, séduire si on en a envie et avoir sa place dans la société sans crainte d'être mise à pied par une plus jeune. C'est à mon avis un article qu'il faudrait ajouter à la déclaration des droits de l'homme, « le droit de vieillir librement ! »

Défauts fréquents chez l'homme de cinquante à soixante ans

Savez-vous pourquoi les hommes portent plus souvent une veste en prenant de l'âge ? C'est parce que le pli de la veste donne l'apparence d'un dos droit. Imaginez tous les hommes de cinquante à soixante ans portant des tee-shirts moulants. On constaterait alors comme les dos ont déjà pris des formes courbes souvent désordonnées.

Allez, vous êtes, je suis, nous sommes, vraiment désordre !

Imaginez que nous retournions en conseil de révision. Imaginez-nous en rang tous ensemble comme au régiment !

D'une part, les rangs seraient déjà clairsemés de tous ceux qui ont quitté le bateau en route et vous seriez surpris du nombre : environ un bon quart du groupe que nous formions à dix-huit ans ! D'autre part, le sergent aurait beau faire : il serait obligé de voir nos têtes. Vous vous rappelez, il y a trente ans et plus, il répétait à chaque mise en rang sous le drapeau : « *Je ne veux voir qu'une seule tête !* »

À nous regarder aujourd'hui tous alignés, j'éclate de rire. Pas une seule ligne droite. Cela part de guingois dans tous les coins. Il y a ceux qui partent en avant, ceux qui semblent êtres restés assis sur leur chaise et dont le corps part en arrière, ceux qui sont penchés d'un côté plus que de l'autre et ceux qui sont voûtés et n'arrivent pas à se redresser. Et vous avez vu ces épaules ! Il n'y en a pas une à la même hauteur que l'autre !

« *En avant, marche !* »

La compagnie s'ébranle au pas. Mais alors chacun à son pas ! Nous sommes devenus des pantins désarticulés. Avant d'être tous ensemble, aucun d'entre nous n'en avait l'idée. Chacun bien droit dans sa tête, droit dans ses idées, poursuivait son chemin droit devant, comme avant. À nous voir maintenant réunis, on constate que nous ferions un défilé un peu désordonné. Chacun a adapté sa démarche à son vieillissement.

- Il y a ceux qui ont travaillé toute leur carrière devant un établi, un billot ou un atelier un peu bas. À force d'être penchés du matin au soir depuis des années, ils sont restés courbés. Le haut du dos est rond, définitivement.

- Il y a ceux qui ont parcouru le pays dans toute sa longueur au volant de leur voiture ou de leur camion. Ce sont eux qui ont les ventres les plus proéminents.

- Il y a ceux qui ont travaillé debout, souvent immobiles. Ils n'avaient pas besoin d'utiliser leurs mains. Les muscles des épaules ont fondu. Les épaules sont tombées.

- Il y a ceux qui ont gardé l'habitude de la course à pied : le pas est symétrique. L'habitude de respirer à fond leur a laissé un buste très développé. Par contre, le haut du dos est rond et la tête est en avant du corps.

- Il y a le nombre incalculable de ceux qui ont travaillé assis à un bureau. Selon le côté où ils ont mis l'ordinateur, le côté où ils ont mis le téléphone à l'oreille, le côté où le grand tiroir était toujours ouvert, ils ont dévié vers la droite, vers la gauche, quand ce n'est pas dans un « S » majestueux. Ceux-là sont aussi un peu bedonnants. Ce sont les plus petits de la compagnie. Ils ont vraiment tassé leur corps à rester assis ainsi chaque jour.

- Il y a enfin les Adonis. Ils ont vécu en se regardant dans la glace. Ils ont régulièrement redressé le dos qui se voûtait, rentré le ventre et sont vraiment plus grands que les autres.

Je vous l'avais dit. Je n'achète pas votre véhicule, même d'occasion. Non mais, avez-vous vu comment vous l'avez entretenu ?

Vous avez fait toutes les vidanges et entretiens selon les indications du constructeur. Vous avez graissé les portières et l'arbre de transmission régulièrement. Vous avez remis de l'huile quand il le fallait, refait les niveaux de liquide de frein ou de direction assistée. Vous l'avez passé au contrôle technique tous les deux ans comme prévu par la législation et vous avez fait les réparations nécessaires. Vous avez même toutes les factures !

C'est bien, c'est très bien mais ce n'est pas de ce véhicule là dont je voulais parler. Celui qui m'intéresse, c'est celui avec lequel vous vous déplacez tout le temps depuis plus de cinquante ans : votre corps !

- Avez-vous été chez votre médecin au moins une fois chaque année pour un bilan régulier ?
- Avez-vous réalisé avec votre kinésithérapeute un bilan de vos capacités de mouvement à tous les âges de la vie ?
- Avez-vous réalisé les assouplissements et étirements nécessaires au bon fonctionnement de l'ensemble ?
- Avez-vous nettoyé régulièrement vos vaisseaux nourriciers en montant la température du corps au cours d'un effort physique adapté à votre âge ?
- Avez-vous renforcé les muscles qui perdaient un peu de leur puissance à force de rester assis toute la journée ?
- Avez-vous massé, frictionné, poncé votre peau pour que les rides y soient moins marquées, en particulier au niveau du visage ?
- Avez-vous adapté votre alimentation à votre âge et à votre activité ?
- Avez-vous gardé toutes les possibilités de courir, marcher, sauter, danser, rire et faire l'amour ?

Reprenez chaque question et ne vous demandez plus pourquoi on fait un peu désordre dans la nature. Les animaux, quand ils vieillissent, entretiennent leur corps, en l'étirant, le massant et en lui donnant de l'exercice. Ils passent les années avec peu de signes de l'âge. Toute leur vie, quand ils sont fatigués, ils se reposent et quand ils sont très vieux, ils s'arrêtent.

Les humains, surtout ceux du genre masculin, prennent plus soin de leur voiture que de leur corps. Le résultat est là. À partir de cinquante ou soixante ans, tous les défauts se révèlent.

Chapitre 12.

De soixante à soixante-dix ans

J'ai vieilli, cela se voit.
Et alors ?
Je prends un peu de repos
et demain j'en fais autant qu'un jeune.

L'âge de l'endurance

Cette fois-ci vous vous êtes enfin décidé à accepter de vieillir. Après quarante ou quarante-cinq années de travail, vous méritez de prendre des vraies vacances. Cette dizaine-ci est la dernière au travail. C'est la retraite qui s'annonce.

Cela ne veut pas dire que vous êtes vieux. Cela ne veut pas dire que vous ne pouvez plus avoir d'activité. Cela veut simplement dire que vous n'êtes plus dans le même rythme. Vous n'êtes pas vraiment plus lents dans vos gestes. Vous avez seulement besoin d'un peu plus de repos en cours de journée.

Ne vous imaginez donc pas dans la soixantaine avancée vivant dans votre fauteuil. Vous ferez une sieste après le repas. C'est tout. Le reste du temps, vous le vivrez à votre guise, en ayant l'impression d'être en vacances tout le temps et en ayant de multiples activités chaque jour.

L'avantage, et c'est un réel avantage, est que vous vous lèverez quand vous aurez fini de dormir et non quand le réveil vous rappellera par son incessant carillon qu'il faut aller au travail.

« Grand-père tu viens m'aider à couper du bois !
Papa souhaite qu'on lui donne un coup de main.
Aujourd'hui est une belle journée pour travailler en extérieur. »

Observons ce qui se passe quand les trois générations travaillent ensemble, un fils de vingt ans, un père de quarante-deux et un grand-père de soixante-cinq. On aurait tendance à penser que le jeune va travailler et que le plus ancien va être assis sur une souche à parler de choses et d'autres.

Il n'en est rien. Le jeune sera capable de venir soulever le tronc le plus lourd. Il déploiera toute sa force en une seule fois, puis prendra un temps de repos pour récupérer. Il sera le plus agile pour se baisser et ramasser les morceaux tombés au sol. Puis, avec sa méthodologie habituelle de jeune sans expérience, il ira empiler le bois en une tassée prête à s'écrouler dès qu'on prendra un morceau pour le feu. C'est le premier qui réclamera du repos. Toutes les vingt minutes d'effort continu, il ressentira le besoin de s'arrêter pour reposer ses muscles.

Le père tiendra la tronçonneuse. C'est, à bout de bras, un poids permanent d'une dizaine de kilogrammes qu'il faut appuyer avec force et dextérité sur le bois à couper. Il semblera ne pas fatiguer. Son besoin de pause apparaîtra au bout de quarante minutes, soit le double de son fils. En fait, il faudrait deux jeunes à ramasser et à tasser le bois pour un adulte à la scie. Le père sera aussi celui qui déplacera les souches après que son fils les aura arrachées du reste du tas à découper.

Le grand-père placera les bûches sur la chèvre. Il soulèvera avec régularité les lourds morceaux de troncs à découper. Son besoin de repos est identique à celui de son petit-fils. Toutes les vingt minutes, il fera une pause. Et pendant cette pause, plutôt que de s'asseoir, il ira réaligner les bûches sur la tassée pour que rien ne s'écroule.

Le plus jeune a des muscles vifs, rapides et capables de développer une force explosive étonnante. La force explosive est celle que l'on développe quand, lors d'un geste précis, on doit mettre en action toutes les fibres musculaires disponibles pour le mouvement. Cette force lui permet d'arracher les grosses souches. L'élasticité de ses muscles et la liberté articulaire lui donnent l'agilité dans le mouvement. Par contre, il se dépense physiquement plus que les deux autres. Ses muscles travaillent en permanence à leur maximum. Un jeune travaille avec un pouls très rapide et a besoin régulièrement de se reposer. Le lendemain, il restera à écouter des disques dans sa chambre ou récupérera devant la télévision.

Le père travaille à son rythme. Il dispose de la puissance et de l'endurance musculaire. Il a un grand rendement dans le mouvement. Ses muscles consomment de l'énergie. S'il a pris un vrai petit déjeuner le matin, il travaillera toute la journée sans fatigue et recommencera le lendemain s'il le faut. Ses muscles ne traduisent aucun relâchement, aucune tension particulière. Ils font simplement ceux à quoi ils sont destinés : des efforts.

Le grand-père a des muscles plus lents. Il ne dispose plus de la force explosive. Tout se fait avec intelligence et lenteur. Une fois le mouvement débuté, les muscles sont bien présents et capables de se contracter. Ils disposent toujours d'une capacité de force impressionnante. La fatigue qui apparaît au bout d'une vingtaine de minutes n'est pas d'origine musculaire mais cardio-respiratoire. Grand-père travaille à son rythme. Il ne mouille pas sa chemise. Dès qu'il sent la fatigue arriver ou le cœur aller plus vite que son rythme normal, il s'arrête et se repose. Le lendemain, il vaquera à ses occupations et fera sa sieste. Le surlendemain, il sera capable de recommencer.

Il n'y a donc pas de retraite vraie pour les muscles ou du moins pas encore. Un autre exemple aurait pu comparer la grand-mère, la mère et la petite-fille. Les conclusions seraient identiques.

N'imaginez pas qu'entre soixante et soixante-dix ans vous serez usés. Vous aurez simplement besoin de faire des efforts réfléchis, de ne pas réaliser de gestes trop rapides et vous devrez respecter votre rythme cardiaque.

À cet âge, vous êtes comme un diesel avec 200 000 au compteur. Un temps de préchauffage est nécessaire. Ensuite, il faut attendre que le moteur soit chaud pour qu'il donne toutes ses capacités. De temps en temps, il faut s'arrêter sur une aire d'autoroute pour laisser le moteur refroidir.

Pour ceux qui ont encore un véhicule à essence, ceux qui ont eu un métier fait d'efforts physiques réguliers ou pratiqué le sport d'une manière régulière, il faut éviter de monter dans les tours pour éviter la casse moteur.

Entre soixante et soixante-dix ans, vous pouvez encore conduire, danser, marcher, voyager à travers le monde, faire l'amour. Vivez. Vivez que diable !

Votre corps de soixante à soixante-dix ans

La peau

Il est temps d'y prêter attention. Le premier ennemi de la peau est le soleil. Si vous exposez trop votre peau au soleil, elle n'a plus la possibilité de se régénérer. Un coup de soleil, à votre âge, laisse des marques ineffaçables. Les rougeurs se transforment en petites plaques brunâtres ou rosées et restent désormais comme des cicatrices sur les zones trop exposées. Même les crèmes les plus puissantes n'y peuvent rien. La peau ne doit plus être exposée aux rayons du soleil.

L'os et les cartilages

Il est temps de se préoccuper des cartilages. L'outil a été utilisé. Les cartilages de certaines articulations arrivent en fin d'usure. Chez certains et certaines, les hanches et les genoux deviennent douloureux. Quelques facteurs aggravants vont faire la différence entre les uns et les autres.

Un poids trop important pendant un grand nombre d'années conduit à une usure prématurée. Si vous pesez vingt kilos de trop, vous partez chaque matin avec un sac à dos de vingt kilogrammes qui va user plus vite le bas de votre dos. C'est la même chose si vous avez porté des charges lourdes très tôt puis souvent dans votre vie. Les charges sur les articulations ont favorisé la diminution des cartilages.

Un autre facteur favorise la disparition des cartilages. Reparlons du port de talons et de la répercussion sur les articulations du corps. Nous sommes faits pour marcher, courir ou sauter dans les grands espaces de la nature. Le sol sous nos pieds est recouvert par la terre ou par la végétation. Il en est toujours ainsi dans beaucoup de pays du monde et une grande partie de la population mondiale n'a jamais marché sur le bitume ou le ciment.

- Notion de mécanique appliquée à la marche :

À chaque pas sur du sable, nous imprimons le sol d'une empreinte d'autant plus profonde que notre poids est important. Lorsque nous marchons sur un sol dur, ciment (même s'il y a de la moquette dessus, c'est toujours du ciment !), bitume ou carrelage, nous ne faisons plus d'empreinte. Le choc du talon sur le sol engendre alors une force de compression égale au poids du corps. Cette force se propage en montant des pieds jusqu'à la tête. Naturellement, nos os sont prévus pour supporter ces chocs pendant toute notre vie. On considère qu'avec une usure normale, nos cartilages pourraient supporter notre poids jusqu'à cent quarante ans.

Cela serait vrai si nous n'augmentions pas les contraintes ! Lorsque nous marchons pieds nus, le pied agit comme une roue sur le sol et absorbe l'énergie de la marche sans renvoyer de choc ascendant vers les articulations situées au-dessus. Le même phénomène existe si vous marchez avec des chaussures à semelle de crêpe ou disposant d'une structure absorbant les chocs. Quand vous marchez avec des chaussures à semelles dures, les chocs du talon contre le sol remontent vers le haut du corps à chaque pas.

Que se passe-t-il lorsque vous marchez avec des talons étroits ? Le choc est alors directement centré sur la surface du talon. Pour faire une comparaison, si à chaque pas, je vous donne sur le talon, de bas en haut, un coup de marteau avec une force égale au poids de votre corps, préférerez-vous que j'utilise un marteau pointu comme le sont vos talons aiguilles ou bien que je choisisse un outil large comme votre arrière-pied et protégé d'une semelle qui absorbe les chocs ?

La jeune génération a compris ce mécanisme et lancé une mode de chaussures plates et souples qui redonne au pied ses capacités d'agir comme une roue. Elle prévient ainsi :

- l'usure des cartilages autrement appelée « arthrose »,
- la perte de taille autrement appelée « tassement discal »,
- le mal de tête et autres douleurs cervicales associées autrement appelées « cervicalgies ».

Le muscle

Chaque muscle pris isolément a conservé ses capacités de travail. Il présente toujours son potentiel de force et de puissance. Il est endurant mais demande à ne plus être surmené. Le sang circule dans des vaisseaux qui ne sont plus aussi souples qu'auparavant. Les échanges entre le sang et la fibre musculaire sont donc plus lents. Les efforts réalisés à grande vitesse ne sont plus possibles. Le muscle a besoin de temps de récupération plus fréquents.

Il est toujours bon de monter le corps à température élevée pour nettoyer les muscles. Il faut dorénavant le faire à un rythme plus lent, et ne pas dépasser un certain rythme cardiaque pour ne pas risquer l'infarctus. Il est obligatoire de boire suffisamment, oubli fréquent à cet âge car la notion de soif à l'effort tend à diminuer.

L'attitude

Ce n'est plus une attitude qui existe maintenant. Ce sont toutes les attitudes : chacun la sienne. Il n'y a pas une bonne ou une mauvaise attitude. Il y a désormais l'attitude vers laquelle tend le corps et qui sera, avec quelques centimètres de moins, l'attitude vieillissante.

Le mouvement

Parlons du réveil matinal. On entend parfois des bruits d'os qui craquent. Certaines articulations ont besoin plus que d'autres d'un petit dérouillage. Comme pour une porte qui se remettrait sur ses gonds, le corps se remet dans ses axes. Rien n'est vraiment douloureux sauf quand la météo nous annonce un coup de vent arrivant rapidement avec une chute brutale du baromètre.

C'est donc vrai que le temps joue sur nos vieux os ?

Les changements de temps peuvent être ressentis dans toutes les articulations qui ont une usure anormale de leur cartilage. En pratique ce ne sont souvent pas celles qui ont été fracturées ou opérées. Les réparations chirurgicales sont aujourd'hui d'une qualité telle que le corps cicatrise dans les meilleures conditions. Ce sont souvent celles auxquelles on n'a pas fait attention, celles qui sont le lot quotidien de l'ostéopathe. Tous ces chocs, petits traumatismes, entorses mal soignées, accidents sans lésion apparente, sans omettre toutes les manipulations forcées faites sur des blocages de dos, de cou ou d'autres articulations par des personnes non compétentes (du médecin qui s'essaye à remettre, au rebouteux de campagne, tous les mouvements forcés sont nocifs pour les articulations et laissent des traces).

Dans les zones où le cartilage est érodé, les surfaces articulaires sont plus proches l'une de l'autre. La synoviale peut également avoir été atteinte et ne joue plus son rôle de graisseur.

Les articulations réagissent à la baisse de la pression atmosphérique. L'espace entre les os devient moins grand. Le mouvement devient douloureux. Quand la pression se stabilise à nouveau, les douleurs disparaissent.

Le sexe

« Encore !

Parce que vous pensez encore au sexe ?

À votre âge !

Et tous ces jeunes qui pensent qu'à votre âge rien n'est moins important. »

Il paraît qu'il y a un tabou freudien sur la sexualité. C'est une loi de notre société ! Ne pas parler de sexualité au-delà de soixante ans. La sexualité, il est convenu que c'est comme le travail, ça s'arrête à la retraite.

Notez qu'il y en a qui sont contents de pouvoir également continuer de travailler au-delà de l'âge légal. Est-ce que cela veut dire qu'on peut continuer de faire l'amour aussi ?

C'est vrai que pour certains, le sexe n'est pas la première chose à laquelle ils pensent quand ils se réveillent le matin. Il en est du sexe comme du temps, cela passe. Mais pas chez tout le monde au même moment. Et la génération qui a connu soixante-huit ne veut sans doute pas abandonner la sexualité aussi vite qu'on le pense !

Au fait, vous savez pourquoi les jeunes pensent qu'à notre âge nous ne faisons plus l'amour ?

Simplement parce qu'ils ne le font plus. En vérité, ils le font encore, mais à petite dose, le samedi soir par exemple ! Un gynécologue-obstétricien m'a déclaré dernièrement que la première chose qu'il demandait aux jeunes couples qui ne parvenaient pas à avoir d'enfant était la fréquence de leurs rapports sexuels. Il s'est rendu compte que dans certains cas, le couple ne parvenait pas à avoir d'enfant simplement parce qu'il ne faisait pas assez souvent l'amour pour procréer !

Les jeunes d'aujourd'hui ont inventé les moyens de rencontre les plus étonnants, du rendez-vous web, aux rencontres-éclairs – dix rencontres par soirée au bar du coin –, sans compter les soirées de célibataires de plus de trente ans (ils sont légion paraît-il !). Ces jeunes pour qui l'amour est une chose tellement sacrée qu'il ne faut pas y toucher... sont statistiquement des amoureux transis. Ils font peu l'amour, c'est-à-dire deux fois moins que vous.

Un jeune couple d'aujourd'hui après trois ans de mariage ne fait en moyenne l'amour que deux fois par semaine ! Autant vous dire, qu'à partir de cinquante ans, il y en aura plus des deux tiers qui auront rangé leur sexualité au rang de souvenir.

C'est vrai, mais ils ne le savent pas : les statistiques ont montré qu'entre vingt et trente ans, pour peu que vous soyez amoureuse, vous faisiez l'amour en moyenne tous les jours les trois premières années du mariage puis trois ou quatre fois par semaine jusqu'à trente ou quarante ans. Le premier ralentissement intervenait vers la quarantaine où vous teniez un bon rythme de trois fois par semaine. Puis vers la cinquantaine, ce rythme décroissait jusqu'à deux fois par semaine.

Arrivé en retraite, bien sûr, vous avez totalement arrêté. Du moins, c'est ce que pensent vos enfants et vos arrières-p...

« Comment ?
Ce n'est pas vrai !?
Vous faites encore l'amour ?! »

Faut-il vraiment le dire ? La sexualité ne s'arrête pas quand on cesse son activité. La sexualité du couple s'arrête quand il n'y a plus de couple. Elle existe différemment d'un couple à l'autre. Il en va des plaisirs du corps comme des plaisirs de la bouche. Certains sont peu intéressés. Ils vont au restaurant de temps à autre puis uniquement pour les grandes occasions. Chez d'autres la table est toujours mise pour bien manger. On sort dîner en ville à tous les âges et on y retourne dès qu'on en a l'occasion.

Comptons discrètement ensemble. Avoir fait l'amour, deux mille, trois mille, quatre mille fois* ensemble est un vrai bonheur. Les corps se connaissent parfaitement. L'âge n'y fait rien.

---

* Le décompte amoureux :

Une fois par jour pendant les trois premières années du couple	365 x 3 =
Quatre fois par semaine pendant les dix années suivantes	4 x 10 x 52 =
Trois fois par semaine pendant les dix années suivantes	3 x 10 x 52 =
Deux fois par semaine pendant les dix années suivantes	2 x 10 x 52 =
Une à deux fois par semaine pendant les dix années suivantes	2 x 10 x 52 =

Total, je pose tout et je garde comme meilleur souvenir l'amour que nous avons échangé.

Ces chiffes sont une moyenne. En période de vacances, les couples se retrouvent et font l'amour plus souvent. D'autres ont un rythme moins important, ce qui fait effectivement baisser la moyenne générale !

Il y a toujours cette étincelle de regard échangé qui attire l'autre. Quand l'envie est là, les corps se retrouvent. Et si le corps ne peut plus, il y a encore ces pilules miracles vendues par le pharmacien qui permettent de continuer.

Parfois il est vrai, la sexualité s'est arrêtée avant. C'est plus souvent parce que l'amour a disparu du couple que parce les corps ne se veulent plus. Et quand les corps ne peuvent plus, il n'y a pas pour autant d'abandon de l'autre. « L'avenir est à la tendresse » et les câlins permettent toujours de se dire l'un à l'autre qu'on s'aime pour la vie.

De soixante à soixante-dix ans, vous devez être capable de :

- Marcher sur trois à cinq kilomètres sans interruption.
- Monter un escalier de trois étages à votre rythme.
- Nager dix longueurs du grand bassin sans fatigue.
- Faire quarante minutes de sport à votre rythme et être capable de recommencer le surlendemain.

- Vous accroupir les pieds à plat sur le sol deux à trois fois de suite et vous redresser en vous aidant des mains sur les cuisses.
- Être capable de vous mettre à genoux au sol, assis sur les talons, pieds libres et y rester un instant.
- Être capable de mettre un genou au sol, assis sur le talon, pied libre, l'autre jambe pliée devant vous, y rester un instant, puis vous redresser en vous aidant des mains sur les cuisses.
- Vous mettre à quatre pattes, fesses sur les talons, pieds libres et vous redresser aisément à genoux, puis en position debout.

- Vous asseoir en tailleur près du sol sur un coussin de petite épaisseur, dos libre et y rester plus de vingt minutes.

- Allongé sur le sol, un genou fléchi ramené sur la poitrine, allonger l'autre jambe tendue, pied libre.
- Allongé sur le sol, les deux genoux fléchis, mains derrière la tête, bas du dos collé strictement au sol, rentrer le menton et voir vos genoux, la tête étant posée sur un coussin de moyenne épaisseur.
- Allongé sur le sol, les deux genoux fléchis, dos plaqué, menton rentré, regard vers les genoux, amener les mains au contact du coussin au-dessus de la tête.
- Allongé sur le dos, fesses à cinquante centimètres d'un mur, monter les pieds au mur, puis allonger les genoux en gardant les fesses au sol.

- Vous mettre debout sur une jambe, l'autre jambe étant fléchie au niveau du genou et y rester plus de vingt secondes.
- Dans la même position sans plier la jambe qui vous soutient, amener le talon de l'autre jambe en arrière du corps.

- Vous mettre debout le dos au mur, pieds à trente centimètres du mur sans décoller le bas du dos.
- Dans cette position, recoller la tête au mur. Les yeux doivent regarder à l'horizontale, menton rentré.
- Dans cette position, poser les mains sur la tête en laissant la tête au contact du mur.
- Dans cette position, toujours sans décoller le bas du dos, amener les coudes tendus en haut et en avant au-dessus de la tête.

- Vous pencher en avant, genoux fléchis et parvenir à mettre les mains sur vos chevilles.
- Debout, dos au mur au départ, vous pencher en avant en pliant les genoux et aller toucher vos pieds.

- Soulever à partir du sol une fois sans effort un poids égal au cinquième du vôtre et le reposer sur le sol, en pliant les genoux quand vous levez et reposez la charge.
- Soulever à partir de la hauteur d'une chaise et déplacer sans effort sur une dizaine de mètres un poids égal au cinquième du vôtre.

- Expirer sans interruption pendant au minimum quinze secondes (pour le détail du mouvement voir le test de la cinquantaine).

Défauts fréquents chez la femme de soixante à soixante-dix ans

« *Je sais, je sais, je sais.* » Ce n'est plus la forme, ce sont les formes.

Ma grand-mère disait : « *Je n'ai plus de forme !* »

La grand-mère de Philippe Noiret disait : « *Quand la marchandise se gâte, soignez l'emballage !* »

C'est donc ce que vous faites. D'une dizaine à l'autre, votre garde-robe a changé. C'est étonnant. Depuis des années je vous entendais dire : « *Je n'ai plus rien à me mettre* »* en regardant les trois armoires de fringues devant lesquelles vous entriez en méditation chaque soir en préparant vos affaires pour le lendemain. C'est la première fois que vous vous décidez à abandonner le jean que vous aviez quand je vous ai connue et ce petit dessous en stretch qui vous allait si bien, il y a... trente ans !

Étonnant donc de vous voir vider vos vieilles armoires, de passer à vos filles certains vêtements encore tout à fait bien, *« Oui, mais plus vraiment à la mode Maman ! »*, et de redonner tout le reste à une association qui ne saura non plus que faire de vos vieux souvenirs !

Étonnant de vous voir retourner faire les boutiques, non plus pour être à la mode, mais pour avoir au moins quelque chose à vous mettre. Il est vrai que vous avez changé de lieu pour vos achats. Maintenant, vous ne recherchez plus du sexy, mais du seyant. Donc des formes amples, des tissus fluides qui accompagnent le mouvement sans montrer les formes du corps. Il y a des années, vous

* *Pour les hommes qui n'ont pas encore compris, la phrase « Je n'ai plus rien à me mettre » est une abréviation. Il faut comprendre : « Je n'ai plus rien à me mettre de nouveau ! ».*

recherchiez à l'inverse des vêtements qui accompagnent le mouvement du corps en soulignant vos formes. Le monde change !

Donc d'une part, je me joins samedi à la manifestation des femmes qui souhaitent que les créateurs cessent d'habiller de tout et de rien des nymphettes qui n'ont rien vécu et qui ne pourraient jamais s'occuper – du linge, des repas, du ménage, des courses, des enfants, d'un mari et en plus aller au travail –, pour créer enfin des vêtements jolis, encore sexy, et adaptés à vos corps vieillissants. Je vous ai toujours vu belle. Vous me plaisez toujours autant. Mais il est vrai que les vêtements que l'on vous propose aujourd'hui ne vous mettent plus en valeur.

D'autre part, je dois vous l'avouer : vos formes ont changé.

- La peau

Observez la peau de votre visage, lorsque vous vous maquillez. Si vous utilisez les mêmes crèmes qu'auparavant, le résultat n'est plus celui que vous espérez. Il est nécessaire de rajouter une couche de fard pour lui redonner l'aspect mat. C'est une peau qui n'en peut plus d'avoir été trop recouverte de crème au cours de trop nombreuses années et qui ne respire plus. Peut-être le temps est-il venu de cesser de l'étouffer ainsi ?

Sur le reste du corps on découvre chaque année de nouvelles rides qui apparaissent là même où on ne croyait pas cela possible.

- Le ventre

Il vous pose encore un problème ce ventre ? Vous n'avez toujours pas compris que sa survenue est un événement obligatoire de l'âge ? Il faut y consentir. On n'ira plus en grandissant maintenant. Les tissus sont plus longs que la taille du corps et ils ont perdu de l'élasticité. Donc tout ce qui était maintenu par la peau et par les muscles a perdu son maintien et tombe... inexorablement !

- Les épaules

« *Je ne comprends pas. Mes épaules ne fonctionnent plus comme avant. Je ne parviens pas à atteindre la poignée du placard du haut. J'ai beau monter sur les pointes de pieds, impossible ! Mes épaules ne fonctionnent plus.* »

Mais si, mais si elles fonctionnent. Ce n'est pas la peine de venir consulter chaque fois que vous cherchez le produit à vitres dans le placard. Il arrive un âge où les bras n'arrivent plus à s'élever aussi haut.

C'est une histoire d'os entre eux. L'omoplate et la clavicule n'arrivent plus à s'entendre pour savoir qui va tirer sur le bras pour le lever et qui va tenir la tête en l'air pour que les yeux puissent regarder dans le placard dans le même temps.

C'est encore une histoire de chaîne musculaire rétractée. L'épaule est attachée au bas du dos et à la tête. Les muscles du dos tirent l'épaule en arrière et les muscles du cou lèvent le bras. Aujourd'hui, quand l'épaule est élevée, les muscles qui tiennent la tête ne peuvent plus fonctionner normalement. Il faut donc choisir : ou bien on lève la tête ou on lève le bras !

Pour des raisons pratiques, nous vous demandons désormais de bien vouloir ranger vos produits d'entretien sur une étagère à hauteur de vos coudes et d'oublier ce placard trop haut situé. Pour la même raison, nous vous conseillons d'acquérir un petit escabeau à trois marches muni d'un appui pour se tenir d'une main et faire les carreaux en sécurité. Merci.

Défauts fréquents chez l'homme de soixante à soixante-dix ans

Un mouvement que vous essayez tous de faire : plier le dos comme à vingt ans.

Position de départ : debout, pieds joints.

Position intermédiaire : les doigts viennent toucher le bout des orteils.

Position d'arrivée : vous êtes debout, pieds joints.

Variante pour l'homme de soixante à soixante-dix ans :

Position de départ : debout, pieds joints.

Position intermédiaire : les doigts descendent péniblement jusqu'à trente centimètres des orteils.

Position d'arrivée : vous restez coincé à mi-parcours incapable de vous redresser !

« *Et vous trouvez ça drôle ?*

— *Plutôt. Vous me faites rire chaque fois que je vous vois répéter ce mouvement. Vous faites vraiment n'importe quoi et sans réfléchir ! Vous croyez vraiment que vous avez toujours vingt ans. Pourquoi pas refaire des séries d'abdominaux ensuite tant que vous y êtes ? Ce n'est pas que je m'ennuie dans mon cabinet. Mais il faut bien que je travaille de temps à autre et vous êtes mes clients favoris.* »

Si on vous demande qui sont les « L5 », vous citez immédiatement votre dernière lombaire, preuve que vous avez déjà goûté à ses raideurs, blocages ou douleurs. Pour vos petits-enfants, les « L5 » sont un groupe de cinq jolies chanteuses, rien à voir avec le dos !

Mettez-vous bien dans la tête que vous avez déjà perdu trois à quatre bons centimètres. Ces mouvements ne vont faire qu'augmenter le tassement de vos disques intervertébraux. À votre âge, le dernier disque a disparu chez la plupart d'entre vous. La dernière vertèbre lombaire est progressivement en train de s'unir au sacrum et ne participe plus à aucun mouvement. Continuez ainsi avec vos mouvements stupides et vous écraserez également les disques des deux vertèbres situées au-dessus. Un bon moyen d'accélérer la perte de taille et de limiter la fonction de la colonne vertébrale.

À votre âge, les différences entre les uns et les autres sont marquées. Ceux qui ont fait de la marche régulièrement, se sont étirés chaque jour ou ont pratiqué un sport adapté à leur morphologie sont désormais les plus grands. Cela se voit.

Par contre, sans doute à cause de leur notion de sport et d'exercice coûte que coûte, ce sont eux qui viennent le plus fréquemment me consulter. Ils ont vu apparaître une chose dont ils ne veulent pas entendre parler : leur ventre sort. Comme les copains, ils ont également droit avec dix ou vingt ans de retard à leur petite bedaine. Alors ils font tout pour la supprimer et reprennent les mouvements appris au régiment ou en sport à l'école. Erreur manifeste ! Le résultat ne se fait pas attendre. Le dos coince et j'aurai beaucoup de difficulté à vous rendre la mobilité si longtemps conservée. Il va falloir s'y faire. On vieillit tous un jour ou l'autre. Le corps diminue en taille. La peau se détend. La cambrure lombaire augmente. Les muscles abdominaux sont moins efficaces. Le ventre pointe en avant et parfois même tout autour de la ceinture !

Un instant, allons à la mer. Vous avez remarqué le nombre de mecs qui se baladent tout le temps sur la promenade au-dessus de la plage ou qui restent debout à côté de leur femme. Les jeunes filles dénudées au soleil pensent à tort que c'est pour profiter du spectacle de leur poitrine ou de leurs fesses offertes aux regards qu'ils restent ainsi.

Mais non, il n'en est rien. Même si, comme tout homme qui se respecte, ils savent apprécier les jolies choses, leur souci est tout autre. S'ils s'assoient ou plus encore s'ils s'allongent sur le sol, ils ne pourront plus se redresser. Pour s'asseoir, il leur faut une chaise, comme au bureau ou dans leur voiture ! En fonction de leur capacité de mouvement, ils choisiront un pliant bas pour les plus souples ou la glacière. Ça y est ! Vous avez compris pourquoi ils sont toujours d'accord pour la porter même quand ce n'est pas nécessaire ! Les autres, incapables de s'allonger sur un sol trop ferme, resteront debout avec une variante obligatoire pour faire circuler le sang qui consiste à déambuler sur la promenade.

Un Saharien que nous connaissons tous dormait encore dans le sable du désert à quatre-vingt-dix-sept ans : Théodore Monod ! Il n'avait jamais fait de sport, mais seulement marché des milliers de kilomètres dans le désert.

Tout n'est pas perdu. On passe l'hiver à se bouger les os et l'an prochain on pourra de nouveau s'allonger ou s'asseoir.

Chapitre 13.

De soixante-dix à quatre-vingts ans

Pour chaque voiture neuve, un rodage est nécessaire.
Et bien maintenant,
je fais un rodage de mon corps chaque matin.

L'âge de la retraite

Il y a quelque temps, Papi est venu me voir pour une douleur cervicale persistante. Je le connais depuis longtemps déjà. Mes mains ont parcouru à de nombreuses reprises sa peau. Plusieurs fois, j'ai réalisé des levées de tensions dans ses chaînes de muscles, parcourant à l'envers le chemin fait par des efforts lointains et ayant laissé dans son corps des traces à l'origine de douleurs rebelles. J'ai vu ses radiographies. Il est, comme on dit, « perclus d'arthrose », ce qui signifie qu'il porte en de nombreuses articulations la trace des différents métiers qu'il a exercés.

Quand Papi avait treize ans, il était déjà bien bâti. Il a commencé très tôt à travailler. Dans son premier métier, il portait à travers les étages de la ville voisine, les sacs de charbon dans les immeubles. Des sacs de quarante à soixante kilogrammes qu'il mettait d'un mouvement alerte sur son épaule et qu'il charriait ainsi toute la journée. Combien de tonnes de charbon a-t-il pu monter ainsi à travers les étages ? Je n'ai jamais fait le calcul.

Quand il a eu une trentaine d'années, Papi est allé travailler en ferme. Avec les muscles impressionnants qu'il avait développés au cours de ses premières années de vie adulte, il était définitivement fait pour les travaux de force. Il ne s'est jamais ménagé. Chaque jour, de six heures le matin jusqu'au coucher du soleil, il portait, tirait, soulevait, bêchait, charriait et effectuait tous les travaux importants de la ferme.

Vers quarante-cinq ans, la coopérative laitière lui proposa un nouveau travail. Désormais et jusqu'à la retraite, il débutait son travail vers quatre heures le matin, au volant d'un camion de lait et allait d'une ferme à l'autre chercher la production du jour. Il ne revenait pas avant six heures le soir.

Papi n'avait pas fait beaucoup d'études. Il n'avait pas de grandes connaissances livresques. Par contre, son intelligence était toujours habile. À plus de cinquante ans, quand on lui confia un ordinateur portable pour la première fois de sa vie, il pesta, rumina contre ce modernisme auquel il ne comprenait rien. Pourtant, trois semaines plus tard, il savait parfaitement bien utiliser l'outil informatique et avait oublié son carnet de lait ! Preuve que l'on peut apprendre à tout âge.

Quand il est venu me voir ce jour-là, les choses n'allaient plus du tout. Son cou semblait définitivement bloqué en milieu de mouvement sans que rien ne puisse lui rendre sa mobilité. J'étais contrit pour lui, pensant dans un premier temps qu'il payait des années d'efforts trop importants. Je n'avais aucune certitude quant à ma capacité de lui rendre un cou libre et sans douleur.

Nous avons travaillé sur sa colonne vertébrale et ses épaules à plusieurs reprises et trois semaines plus tard, tout était revenu à la normale. Ce n'est qu'à ce moment-là qu'il m'a avoué la vérité. Un après-midi, alors qu'il était avec des amis, ils avaient eu l'idée d'un concours. Ils avaient essayé de voir s'ils pouvaient toujours soulever des charges aussi lourdes qu'étant jeunes. Papi, comme les copains, a été très fier de charger de nouveau un sac de charbon sur son épaule et de le reposer par terre après quelques pas. Ce n'est que le lendemain qu'il en subissait les conséquences avec un sérieux blocage de ses cervicales.

N'en faites pas autant !

Passé soixante-dix ans, de nombreux facteurs peuvent vous conduire à la douleur, au blocage, à la mort immédiate par arrêt du cœur ou pire encore à un handicap pour le restant de vos jours. Il est temps maintenant de faire les choses à votre rythme, de ne plus jamais forcer, de vous reposer suffisamment tous les jours et de vivre avec un peu plus de lenteur.

Votre corps de soixante-dix à quatre-vingts ans

La peau

Elle n'est même plus ridée. Elle est même plissée par endroits. Maintenant que vous êtes définitivement rentré dans le troisième âge, allez-vous accepter d'oublier vos rides ? De toute manière, il faut vous y faire, c'est trop tard pour un lifting ! Une peau chirurgicalement retendue après soixante-dix ans modifie tellement la physionomie que vous-même ne vous reconnaîtrez plus.

Les taches sont toujours présentes. La peau est encore moins capable de se régénérer. Vous découvrirez bientôt des zones blanches, livides, sans aucune coloration. Ce sont « de petites morts » disait ma grand-mère. La peau en ces endroits est toujours capable de se cicatriser si elle est blessée. Par contre sa surface ne sait plus fabriquer les cellules nécessaires pour lui redonner sa teinte naturelle.

Évitez donc définitivement le soleil, quelle que soit l'heure du jour. Mettez-vous dehors à l'ombre de la maison, d'un arbre ou d'un parasol.

L'os

Les cartilages sont encore plus usés. Il est normal de parler d'arthrose pour tous à la radiographie. L'arthrose est un vieillissement naturel de l'os. Celle ou celui qui n'aurait pas d'arthrose n'aurait pas vécu ou alors dans un lit, sans avoir jamais réalisé aucun effort. Et encore ! L'immobilité nuit au corps et il s'use plus à ne rien faire qu'à être actif.

Les muscles

Comme Papi vous l'a montré, les muscles sont toujours là ! Trop présents, trop efficaces, ils sont disponibles pour soulever, tirer, porter et réaliser tous les efforts que vous leur demandez. Les hommes peuvent toujours utiliser leurs outils favoris : tondeuse, débroussailleuse, perceuse, scie électrique. Les femmes peuvent jardiner, arracher, passer l'aspirateur, repasser, soulever la cocotte, etc.

Attention, les fibres musculaires sont devenues fragiles ! C'est comme un vieux tendeur. Lorsqu'on a trop tiré dessus, il peut lâcher. C'est la même chose pour vos muscles. Si vous les soumettez à des efforts trop importants, ils peuvent se rompre au cours d'un effort important. Le muscle perd alors ses capacités. Généralement, ils ne se déchireront pas totalement, mais vous ne pourrez plus vous en servir pour des efforts. Et il n'y a plus de traitement possible.

Lorsque par exemple, le muscle antérieur de l'épaule est déchiré, le bras ne peut monter plus haut que les yeux. Impossible de se coiffer, parfois même de se raser ! Le muscle est définitivement rompu. L'épaule ne peut plus réaliser le mouvement ou bien, si le mouvement est possible, il est possible sans force. Il est difficile à cet âge de reconstruire chirurgicalement un muscle. D'autant qu'on ne peut pas refaire tous les muscles !

Donc on reconnaît qu'on est devenu fragile. On prend grand soin du matériel si on souhaite qu'il fasse encore de l'usage.

Autre problème : vos muscles travaillent plus vite que votre cerveau. Tiens donc, n'est-ce pas cela que vous disiez à votre petit-fils quand il cordait le bois n'importe comment ? Et bien, il pourrait vous en dire autant maintenant. Vous utilisez vos muscles pour réaliser les mêmes efforts qu'il y a vingt ans. Oui ! Mais votre cœur n'a plus vingt ans ! Quand vous faites un effort, les muscles font appel à un volume de sang plus important. Le cœur essaie de répondre à la demande en accélérant autant que possible. Soit, il est toujours efficace et il assure. Dans ce cas, pas de problème. Soit, après une série d'efforts trop importants, il rend l'âme et vous aussi, avec mort glorieuse. Soit, il augmente la vapeur, c'est-à-dire la pression sanguine, et alors vous risquez fort ou d'y laisser une partie de votre individu, la moitié droite usuellement dans l'hémiplégie, ou de rompre définitivement un vaisseau et de faire votre sortie.

Si simplement vous appeliez un plus jeune pour faire les efforts à votre place ?

L'attitude

Il n'y plus qu'une seule attitude. Celle qui a été forgée par la croissance harmonieuse ou au contraire la faiblesse de vos muscles quand vous étiez jeune adulte. Elle est l'empreinte des positions bonnes ou mauvaises adoptées au cours de la vie. Elle garde la marque des gestes bien ou mal réalisés. Elle est forgée par le souvenir des excès de travail ou de sport, par l'absence ou le manque de repos. Elle signe les stress et les souffrances vécues. Cette attitude est désormais votre attitude.

Le mouvement

« On traîne parfois un peu à l'étage avant de descendre l'escalier prendre son petit déjeuner, histoire de dérouiller les articulations. »

C'est vrai, le matin les articulations ont besoin d'un dérouillage. Ce n'est pas très compliqué. Il suffit de prendre le temps de se lever, de faire quelques pas et de remuer lentement les bras dans les amplitudes libres. Puis, au fur et à mesure que l'on avance en âge, on prend son temps pour les premiers gestes nécessaires et parfois pendant la première heure.

> À cet âge, vous êtes comme un diesel de la première génération avec 300 000 au compteur. Un temps de préchauffage est nécessaire. Ensuite, il faut attendre que le moteur soit chaud pour qu'il donne toutes ses capacités. On ne peut pas refaire le moteur. Il tourne bien à condition d'éviter de le monter dans les tours.

Entre soixante-dix et quatre-vingts ans, vous pouvez encore, si le cœur vous en dit, c'est-à-dire si vous ne fatiguez pas et que votre médecin n'y met pas de limite, conduire, danser, marcher, voyager à travers le monde, faire l'amour ou aimer d'une autre manière. Vivez ! Vivez que diable et soyez heureux. La vie est fantastique !

De soixante-dix à quatre-vingts ans, vous devez être capable de :

Attention ! On ne joue plus à faire un concours entre copains et copines pour savoir qui est encore capable et qui ne l'est plus. C'est un coup à se retrouver l'un chez le kinésithérapeute avec un dos bloqué, l'autre chez le chirurgien à réclamer réparation d'un muscle qui vient de se déchirer et le troisième chez les pompes funèbres à choisir sa dernière « bière », celle qu'il ne boira pas, car on l'y installera définitivement.

Ces tests sont réalisables par tous ceux d'entre vous qui sont en bonne santé, c'est-à-dire qui, à la lecture du test, se disent, pas de difficulté en vue, je le fais déjà tous les jours.

Pour les autres je vous invite à « goûter le mouvement » avant de vous y essayer. Prévoyez un temps de repos assez long entre chaque test. Reportez au lendemain la suite des tests dès que vous ressentez de la fatigue. Et reportez à une vie ultérieure, s'il y en a une, ceux que vous trouvez difficiles.

- Marcher sur deux à trois kilomètres sans interruption.
- Monter un escalier de deux étages à votre rythme.
- Nager dix longueurs du grand bassin sans fatigue en vous reposant de temps à autre.

- Vous accroupir les pieds à plat sur le sol deux à trois fois de suite et vous redresser en vous aidant des mains.
- Être capable de vous mettre à genoux au sol et y rester un instant.
- Être capable de vous mettre un genou au sol, l'autre jambe pliée devant vous et y rester un instant, puis vous redresser en vous aidant des mains sur les cuisses.
- Vous mettre à quatre pattes et vous redresser aisément à genoux, puis en position debout.
- Vous asseoir sur un siège bas (vingt à trente centimètres) et vous relever seul.
- Vous asseoir en tailleur près du sol sur un coussin assez épais, dos libre et y rester plus de vingt minutes.

- Allongé sur le sol, un genou fléchi ramené sur la poitrine, allonger l'autre jambe.
- Vous allonger sur le sol, les deux genoux fléchis, mains derrière la tête, menton rentré et voir vos genoux, la tête étant posée sur un coussin de moyenne épaisseur.

- Vous mettre debout sur une jambe, l'autre jambe fléchie au niveau du genou et y rester plus de dix secondes.
- Dans la même position, sans plier la jambe qui vous soutient, amener l'autre jambe en arrière du corps.

- Vous mettre debout dos au mur, pieds à trente centimètres du mur.
- Dans cette position, recoller la tête au mur.
- Dans cette position, poser les mains sur la tête en laissant la tête au contact du mur.
- Dans cette position, toujours sans décoller le bas du dos, amener les bras tendus en avant à hauteur des yeux.

- Vous pencher en avant, genoux fléchis et mettre les mains sur vos genoux.
- Debout, dos au mur au départ, vous pencher en avant en pliant les genoux et aller toucher vos genoux.

- Soulever à partir du sol une fois sans effort un poids égal au sixième du vôtre et le reposer sur le sol, en pliant les genoux quand vous levez et reposez la charge.
- Soulever à partir de la hauteur d'une chaise et déplacer sans effort sur une dizaine de mètres un poids égal au sixième du vôtre.

- Expirer sans interruption pendant au minimum quinze secondes (pour le détail du mouvement voir le test de la cinquantaine).

Défauts fréquents chez la femme de soixante-dix à quatre-vingts ans

Je le change ou je ne le change pas ce titre ? Peut-on réellement parler de défauts là où n'apparaissent que les traces de l'expérience d'une vie, de tous les travaux réalisés, de sa participation personnelle à une humanité en marche ?

Des défauts, vous n'en avez plus. D'autres plus jeunes, qui n'ont pas compris que demain viendra très vite où ils seront à votre place, pensent qu'il faudrait mettre les anciens avec les anciens et les jeunes avec les jeunes. Vous, vous êtes toujours dans l'histoire et enfin avez décidé d'accepter tout ce qui est votre âge.

Donc de défauts, point ! Des souvenirs, oui, dans la tête, dans la peau, dans les os, dans les muscles, dans l'attitude, dans le mouvement ! Et qu'est-ce que ça peut faire ?

L'important est que ça fonctionne pour faire ce que vous avez à faire. Là est d'ailleurs le problème majeur : décider de ce que vous avez à faire.

Vous êtes femme, épouse ou mère et vous le restez. À soixante-quinze ans vous ne concevez toujours pas de laisser la vaisselle dans l'évier parce que vous êtes fatiguée ce soir-là. C'est aussi pour cette raison que vous continuez de changer les draps, laver les rideaux, nettoyer le sol de la cuisine, passer l'aspirateur, épousseter les meubles, repasser le linge, couper les fleurs du jardin, arracher les mauvaises herbes, faire la soupe dans la grande cocotte... *

* *Ajouter les mentions manquantes.*

« On ne peut pas lui injecter quelque chose à Mamie pour qu'elle se calme ? Il n'y a pas un gène qui fait devenir une grand-mère posée ? »

Le seul défaut dont je vous accuse encore est que vous ne savez pas arrêter !

- Personne ne viendra vous faire de remarques si vous ne faites la vaisselle qu'une fois par jour. Vous n'avez pas, demain matin, une meute d'enfants qui vont envahir votre cuisine, plus un mari pressé et vous n'aurez pas le stress du départ au travail !
- La maison n'est pas salie en permanence par les entrées et sorties de tous les membres de la famille à toute heure !
- Vous n'êtes pas obligée de laver le linge à la main sous prétexte qu'il n'y en a pas assez pour faire tourner la machine. (Idem pour la vaisselle !)
- Vous pouvez reporter votre lessive de couleurs à la semaine prochaine. Le linge ne va pas s'user plus à attendre dans une caisse !
- *« Et pour la soupe, je te répète que nous ne sommes plus que deux à la maison. Tu n'es peut-être pas obligée d'en faire quatre litres tous les deux jours ! »*

Vous êtes étonnante. Vous avez vécu des années de difficultés. Votre jeunesse n'a pas été très drôle. Vous avez manqué. Jeune, vous n'aviez pas de salle de bain, pas de lave-linge, pas de réfrigérateur, pas d'aspirateur. Le produit d'entretien le plus utilisé à votre époque s'appelait « l'huile de coude ». Ce produit était tellement efficace et économique qu'il ne rapportait rien aux distributeurs, vendeurs ou industriels. Ils l'ont fait disparaître de toutes leurs boutiques afin de le remplacer par des rayons entiers de produits nettoyants aux senteurs florales.

Peut-être ne l'avez-vous pas remarqué mais le monde a changé. Votre petite- fille ne s'ennuie plus avec la vaisselle. Elle plaque tout dans son lave-vaisselle, appuie sur un bouton puis disparaît conduire les enfants à l'école. Votre gendre est lui-même capable de faire une lessive de couleurs sans que le linge ne ressorte tout bleu. Votre petit-fils utilise un aspirateur à main pour nettoyer la cuisine après le repas. Pour la soupe, je suis d'accord, continuez de la faire. Elle est tellement bonne que je n'ose vous dire de la remplacer par des saveurs artificielles.

Peut-être ne l'avez-vous pas remarqué, mais vous avez changé. Vous avez bien sûr toujours dix-huit ou vingt ans dans votre tête, avec certaines choses vécues en plus, mais votre corps n'a plus vingt ans. Il faut arrêter de l'user à grande vitesse. Il est temps d'aller à votre rythme. Je sais que Maman vous avait appris qu'il fallait savoir tenir une maison. Mais ni Maman, ni votre belle-mère ne vont venir maintenant vérifier si vous laissez de la vaisselle dans l'évier ou du linge dans le panier ! Si elles revenaient, elles vous feraient remarquer que vous disposez de toutes les aides mécaniques et électriques possibles et elles vous demanderaient pourquoi vous ne les utilisez pas.

Vous êtes la grand-mère maintenant. Soyez cool ! Reposez-vous quand vous êtes fatiguée et remettez à demain ce que vous ne pouvez faire le jour même !

Défauts fréquents chez l'homme de soixante-dix à quatre-vingts ans

Mauvaise passe, les mecs ! À la fin de la décennie, il n'en restera pas beaucoup. Toujours aussi fier, toujours aussi sûr de vous ! Incapable de reconnaître vos faiblesses et donc incapable d'accepter le ralentissement de votre quotidien, vous poursuivez chaque jour la quête d'un Graal improbable.

Un grand homme* a dit : *« La vieillesse est un naufrage »*. Il était pourtant grand, avait rempli sa vie plus que d'autres. Ce n'est pas la plus belle citation que je retiens de lui.

Le naufrage n'aura pas lieu. Il n'y a aucune mer agitée à l'horizon, aucun coup de vent annoncé. Il est vrai que quand on vous voit marcher, on se dit que certains ont pris un sacré coup de gîte, mais cela, n'empêche pas le bateau d'avancer. La coque et le gréement sont sans doute moins solides, mais avez-vous besoin de traverser l'océan Atlantique tous les jours ?

En fait quand le naufrage se produit, c'est plus souvent du sabordage. À trop tirer sur de vieilles écoutes, il y en une qui finit par lâcher. Avec un bateau récent, on change l'écoute et on repart sur l'autre bord. Avec un vieux gréement, on peut très bien se prendre le mât sur la tête. Résultat, on se retrouve à naviguer avec un gréement de fortune quand ce n'est pas sur un radeau de survie.

C'est ce que vous faites tous. Vous ne voulez pas réduire votre activité. On dirait que vous avez pris l'engagement de ne pas vous reposer avant le cimetière. Le problème est qu'à agir ainsi, vous y allez bien plus vite que prévu.

* *Charles de Gaulle.*

Savez-vous qu'à la fin de cette dizaine, il ne reste plus qu'un homme pour quatre femmes ? Quand on était plus jeune on aurait bien voulu cela les soirs de bal !

Mais est-on vraiment sûr que la mort nous attend avant les femmes ou n'est-ce pas vous qui allez la chercher un matin ou un soir en plein effort. Car vous en faites encore des efforts. Il n'y a pas un jour où vous ne soyez occupé à soulever, porter, tirer, forcer au-delà de vos possibilités. Résultat, c'est soit le mât qui s'effondre (le cœur qui s'arrête), soit le gréement de fortune (on reste cloué à la maison avec un handicap), soit enfin le radeau de survie (l'hôpital).

Je suis sûr que tout cela n'est pas votre souhait. Allez, pour une dernière fois, on essaye de faire aussi bien que les filles. On fait en sorte de vivre encore un peu en évitant les efforts inutiles et invalidants.

Chapitre 14.

De quatre-vingts à quatre-vingt-dix ans

Effectivement je vais moins vite,
mais maintenant,
je suis en rodage permanent.

« Dans ma famille on devient vieux à quatre-vingt-dix ans. »

C'est ce que disait ma grand-mère.

C'était dans une autre vie*. Je n'avais pas d'attache particulière. Un jour, je rencontrais en Europe le fils d'un roi africain et il m'invita à venir dans sa tribu passer quelque temps.

Arrivant après un périple de nombreuses heures, je fus accueilli par mon nouvel ami. Pour l'Européen que j'étais, l'arrivée dans une tribu africaine était un choc. Pour l'homme jeune que j'étais, l'accueil de toutes les jeunes femmes de la tribu introduit en moi un certain trouble.

---

* *Histoire empruntée.*

Elles étaient plus belles les unes que les autres. Des corps parfaits, des peaux reluisantes, des muscles sains, des attitudes de rêve, des mouvements à la grâce parfaite, sans compter qu'elles avaient toutes un sourire à faire rougir le premier venu.

J'étais l'hôte du roi et il fut décidé d'organiser une fête à mon intention.

Le jour suivant, lors des préparatifs, les jeunes femmes me disaient que j'aurais le plaisir de danser avec la plus belle d'entre elles. Regardant, interrogatif, les unes et les autres, toutes d'une beauté naturelle à vous couper le souffle, je recherchai celle qui pouvait, d'après elles, être la plus belle.

« Tu ne l'as pas encore vue, me dit-on. Tu ne la verras que ce soir pour la première danse ! »

Et toutes riaient. Je dus donc attendre le soir pour rencontrer celle qui m'avait été désignée pour être ma « cavalière » pour la soirée. En fin d'après midi, deux jeunes hommes vinrent me chercher pour me peindre le corps, non pas comme ils s'étaient enduits, mais seulement un peu, pour me faire le plus beau possible pour la plus jolie femme.

Un peu plus tard, les tam-tams résonnaient déjà depuis longtemps autour du feu, la tribu se rassembla en cercle. Je fus amené au milieu d'eux.

« Maintenant tu vas rencontrer la plus jolie femme de la tribu, me dit-on à l'oreille. C'est un grand moment. Peu de gens ont l'occasion de la voir. »

Au milieu des rires, des tam-tams et d'une ovation sans borne, le cercle s'est ouvert et je vis arriver, marchant lentement, appuyée sur une branche en forme de canne, accompagnée par deux jeunes filles au corps parfait, une très vieille dame. Elle était vraiment très petite, le visage ridé, le dos voûté, les articulations noueuses, inclinée sur un côté, marchant d'un pas inégal et mal assuré.

Elle vint vers moi avec un sourire merveilleux et quelqu'un me dit à ce moment-là :

« C'est la plus jolie femme de la tribu. C'est celle qui danse depuis le plus longtemps. Tu vas danser avec elle maintenant. »

Et me regardant dans les yeux, elle prit ma main.

La télévision, la presse généraliste prennent souvent comme exemple du vieillissement des pensionnaires de maisons de retraite, d'hospices et autres lieux d'accueils de nos anciens. Les images qui nous sont données font croire que nous allons tous vieillir de cette manière : impotents, incapables de nous déplacer, dépendants pour chacun de nos gestes d'un personnel dévoué et attentif. Nous serons tous des séniles, incapables de tenir une conversation sans répéter trois fois la même chose par phrase ou de nous intéresser à la vie politique et sociale de notre pays.

Mme Calmant est devenue célèbre à cent dix-sept ans. Elle nous a laissé dans l'esprit l'image d'un futur possible. N'ayant aucune autre représentation du vieillissement, nous en sommes restés aux quelques mots qu'elle adressait aux journalistes avec un sourire coquin chaque année pour son anniversaire. Et depuis, chacun d'entre nous pense que vieillir c'est devenir comme elle !

Il n'en est rien. N'avez-vous jamais imaginé Mme Calmant, trente ans plus tôt ?

Je vous rencontre et vous accompagne chaque jour depuis des années. Je sais combien votre vie est toujours aussi passionnante et combien vous tenez à votre indépendance.

Notre monde est rempli d'anciennes et d'anciens autonomes du matin au soir. Il y a tant et tant à dire sur ces jeunes femmes de quatre-vingts ans et plus qui assument chaque jour les charges du foyer : lessive, repassage, ménage, repas, vaisselle. Je n'oublie pas ces jeunes hommes toujours amoureux qui se sont mis aux tâches ménagères après vingt ans de retraite simplement pour aider ou suppléer leur compagne dans la gestion du quotidien.

Les pensionnaires des maisons de retraite ne sont pas ceux qui reflètent le mieux les capacités que vous avez à cet âge. Bien au contraire, on rentre en maison de retraite quand on n'est plus capable de se prendre en charge pour son quotidien. Une très grande majorité d'entre vous reste avec bonheur à son domicile. Contrairement à ce que pensent les plus jeunes, vous êtes toujours capable de monter ou descendre un escalier plusieurs fois par jour. Une seconde rampe est naturellement la bienvenue. Vous êtes autonome et indépendant. Vous réalisez seul les gestes de votre quotidien. Vous avez besoin de plus de temps, c'est tout.

Non, vraiment non, vieillir n'est pas la porte du handicap. Oui, vraiment oui, très nombreux sont ceux qui restent chaque jour indépendants.

La seule dépendance qui existe à cet âge et qui existe à tous les âges de la vie, c'est l'amour. « *Au secours, j'ai besoin d'amour* » dit une chanson de la jeune génération. Effectivement, ce qui aide à vivre, ce qui attendrit chaque jour, c'est bien l'émotion affective.

S'il est une chose et une seule chose à dire à ses parents avant de les voir partir, c'est : « *Je t'aime. Merci de m'avoir conduit sur ce chemin* ». Une fois qu'on aura été capable d'accompagner de quelques mots d'amour la préparation du départ, il n'y aura peut-être plus besoin d'orner nos cimetières de cette regrettable épitaphe « Regrets éternels » et de la remplacer par « Amour éternel ». À tous les âges de la vie, l'amour est ce qui nous mène. À la fin de la vie, l'amour est ce qui nous reste jusqu'au dernier jour.

Votre corps de quatre-vingts à quatre-vingt-dix ans

La peau

La peau continue son vieillissement. Il faut prêter attention à deux événements.

D'une part, les glandes sudorales qui effectuent la régulation thermique du corps par la transpiration, sont de moins en moins efficaces. Il n'est plus possible de refroidir le corps en cas de fièvre ou de forte chaleur.

Il faut prendre soin de soi dans ces moments particuliers. Comme un bébé que l'on va refroidir pour que sa température ne monte pas, il faut penser à refroidir son corps. Il est toujours possible de prendre une douche tiède puis de refroidir l'eau progressivement pour rafraîchir le corps. Le résultat est efficace, mais le refroidissement trop vif peut vous saisir et être mauvais pour le cœur. Il est préférable d'enfiler un tee-shirt ou une chemise humide qui en séchant à même la peau la refroidira. On peut utiliser la même technique en déposant sur les jambes des serviettes humides. En cas de forte chaleur, il ne faut pas hésiter à renouveler l'opération plusieurs fois par jour.

D'autre part, chez les personnes les plus maigres et celles qui boivent en quantité insuffisante, la peau est devenue de plus en plus fine avec l'âge. Les tissus graisseux inexistants ne protègent plus le corps en cas de petits chocs. Des ecchymoses bleues, rouges ou violacées apparaissent à chaque coup contre une porte, une chaise ou un tiroir par exemple. Dans ce cas, il faut faire attention à bien nettoyer la peau si elle est éraflée ou si un saignement se produit. La peau mettra plusieurs jours et souvent plusieurs semaines à se reconstituer et à cicatriser. Pendant ce temps, la plaie, même petite, est une porte ouverte aux microbes et bactéries.

On peut placer un pansement sur la plaie. Mais à votre âge, tous les pansements ne sont pas bons pour la peau. Certaines colles, trop puissantes, peuvent la décoller alentour quand vous enlèverez le pansement. Sur une peau fragile, il faut placer un pansement adapté. Demander à votre infirmière de vous conseiller en ce sens.

L'os

Les os sont toujours solides. Les os de vos jambes sont tout à fait à même de vous porter et de soutenir votre marche. Ceux de vos bras ont la résistance pour vous aider à maintenir les charges que vous portez au quotidien.

Vos os contiennent suffisamment de cellules encore solides pour les aider à passer les prochaines années sans souci. Par contre, ils ne sont pas capables de faire ce qu'ils n'ont pas fait depuis plusieurs années. L'os vit en fonction des stimulations qui sont apportées. Un os souvent sollicité dans la marche ou pour soutenir une charge, continuera longtemps encore à fabriquer des cellules solides en nombre suffisant pour répondre aux efforts qui sont les siens. Par contre, si vous restez confinés entre lit et fauteuil, les os ne sont plus stimulés. Il n'existe pas de réaction de l'os à la contrainte. L'os fabrique moins de cellules. Il est moins structuré dans sa composition. Il se fragilise et peut casser lors d'un effort plus important ou d'un mouvement qui le met en tension.

La fragilité osseuse n'est pas visible de l'extérieur. Telle personne qui semble frêle et amaigrie avec l'âge, sera parfois beaucoup plus solide que telle autre qui semble en pleine forme. Nous avons à la naissance un capital osseux. Nous le développons pendant notre puberté, en fonction des stimulations auxquelles est soumis le corps. Un jeune adolescent qui, au cours de ses poussées de croissance, aura une pratique sportive régulière, marchera beaucoup, montera ou descendra des escaliers, jouera, dansera, sautera, etc., stimulera ses os et leur croissance de la meilleure manière.

Un autre qui se déplacera souvent en voiture, ne pratiquera aucun sport, passera une grande partie de son temps devant la télévision ou son ordinateur, développera suffisamment ses os pour son quotidien. Il n'aura pas favorisé le développement des cellules à très long terme. Devenu âgé, celui-là aura un capital osseux qui se régénèrera moins vite.

Tout au long de la vie adulte, les os méritent qu'on s'y intéresse, qu'on les stimule pour que les cellules osseuses continuent régulièrement de se développer.

Plus tard, la ménopause de la femme avec la modification hormonale qui l'accompagne est un autre facteur de fragilisation. La petite quantité d'aliments absorbée chaque jour n'apporte sans doute pas tous les nutriments nécessaires à l'os. Mais la première raison de la « déminéralisation osseuse », c'est-à-dire la diminution du nombre de cellules dans un même os, est liée à la perte des sollicitations, donc du mouvement.

Par exemple, dans beaucoup de lieux d'hébergement, l'habitude est vite prise de conduire les uns et les autres à la salle à manger en fauteuil roulant plutôt que les mener en marchant à leur vitesse. Pour des raisons pratiques, ces personnes bénéficient d'une prise en charge totale de leur linge, du rangement de leur chambre ou encore de leur toilette. Les plus invalides ont un besoin réel d'une aide au quotidien. D'autres qui pourraient faire beaucoup de choses par elles-mêmes n'ont plus aucun besoin de le faire. Elles cessent de réaliser les actions qui stimulent leurs os et perdent plus rapidement qu'elles auraient dû leur capital osseux. De ce fait, les pensionnaires des maisons de retraite, des hospices et autres lieux d'accueil sont souvent plus fragilisées que les personnes restées à leur domicile.

Continuez de vivre chez vous si vous y êtes bien. Pour bien vivre avec vos os, il est important de continuer de faire aujourd'hui ce que vous étiez capable de faire hier.

Les muscles

Les muscles répondent présents quand on les sollicite. Il n'y a pas plus de fragilité musculaire qu'il n'y a de fragilité osseuse avec l'âge. L'essentiel est encore ici de continuer de faire ce qu'on est capable de faire chaque jour. Ne pas laisser les autres faire à notre place ce qu'on est capable de faire soi-même est une règle pour conserver des muscles actifs.

Pensez également qu'en cas de fracture ou d'immobilisation prolongée, vous perdrez une partie de votre capital musculaire. Un kinésithérapeute sera alors votre guide pour aider à retrouver la force. Contrairement à une idée souvent répandue, les muscles perdus dans le troisième âge ne le sont pas définitivement. Un travail musculaire adapté réalisé avec un praticien compétent vous rendra toute votre force.

À tous les âges de la vie, on peut stimuler ses muscles, regagner de la force et retrouver ses capacités antérieures.

L'attitude

Le corps se tasse et va perdre de deux à cinq centimètres dans cette décennie. Le bas du dos est plus creux, le ventre plus marqué, les épaules plus tombantes, le menton plus avancé, les genoux plus tournés vers l'intérieur...

Le problème est un problème d'équilibre. Lorsque le corps est resté centré, il tient debout sans souci. Lorsque les déformations liées à l'âge placent le centre de gravité en dehors de la surface du pied lors de la marche, l'équilibre est précaire.

Le mouvement

Lorsque nous marchons, le pied passe en moyenne à trois millimètres au-dessus du sol. Plus nous avançons en âge et plus le pied passe près du sol, parfois seulement un ou deux millimètres au-dessus. Lorsque nous marchons, nos yeux nous accompagnent avec plus d'attention pour guetter les obstacles qui apparaissent devant nous : inégalité des trottoirs, bouche d'égout ou de gaz, graviers ou détritus. Nous nous penchons de plus en plus en avant. Mécaniquement, l'avant du pied va se poser plus vite, parfois même traîner sur le sol. Une seule solution pour éviter ce phénomène et pouvoir continuer d'avancer chaque jour : redresser le buste.

Comment faire si on n'en a pas la force ? « Prendre une canne. »

Je répète pour ceux qui n'ont pas compris : « Prendre une canne » !

Que vous soyez homme ou femme, je vous sais suffisamment fier pour me répondre : « *Je laisse cela aux plus vieux que moi. Je ne suis pas impotent. Je me déplace très bien seul.* »

Pour ma part, à force de vous voir ainsi vous déplacer de moins en moins avec les années, je préfère vous voir marcher jusqu'au dernier jour de votre vie, une canne à la main, que de vous retrouver dans quelques années ou dans quelque mois définitivement installé dans votre fauteuil à regarder les autres marcher.

Soyez plus intéressé à vous-même qu'au regard des autres. Même si vous avez toujours la fierté de vos vingt ans, reconnaissez que vous ne les faites plus. Relancez la mode de la canne, vous retrouverez immédiatement en vous redressant ainsi le pas que vous aviez il y a dix ans !

Quant au choix du bâton de vieillesse ou de la canne, c'est comme pour le choix de la femme ou de l'homme de votre vie. Ne laissez personne choisir à votre place celui ou celle qui va vous accompagner les prochaines années. Entre le manche de pioche, le bois taillé, la canne franche, la canne à pommeau argenté, le manche en T, le manche rond, la canne étrangère (nous disons canne anglaise pour la canne qui offre un maintien complémentaire au niveau de l'avant-bras), la canne tripode qui tient debout seule sur trois pieds, la canne siège sur laquelle on peut s'asseoir quand on est fatigué, la canne parapluie, la canne rétractile, etc., choisissez à votre guise et adoptez l'outil comme un ami qui vous veut du bien.

Plus de 300 000 au compteur et ça tourne toujours. C'est une affaire.

Un temps de préchauffage est nécessaire. Ensuite, il faut attendre que le moteur soit chaud pour qu'il donne toutes ses capacités. Par contre, il faut conduire en permanence comme si vous étiez en rodage de soupapes.

Entre quatre-vingts ans et quatre-vingt-dix ans, vous pouvez faire tout ce dont vous avez envie et que votre corps est capable de faire. Si vous avez un cœur « *gros comme ça* », ce dont je ne doute pas, car sinon pourquoi seriez-vous toujours en train d'aimer la vie, transmettez de l'amour à tous ceux que vous rencontrez chaque jour.

De quatre-vingts à quatre-vingt-dix ans, vous pouvez encore être capable de :

Bien sûr, vous l'avez compris, les tests qui suivent ne sont pas là pour vous montrer combien vous êtes moins valides. Seuls une partie d'entre vous saura les réaliser aujourd'hui. Je souhaite seulement montrer à la jeune génération que vieillir n'est pas devenir handicapé. Vous êtes nombreux à être capables de vivre un quotidien en prenant attention à vous-même et êtes capables de réaliser beaucoup de gestes inattendus.

Vous n'avez jamais été guidés ni accompagnés dans votre vieillissement. Personne ne vous a dit comment faire. Vous êtes devenus vieux comme vous êtes devenus parents, sans mode d'emploi. Aujourd'hui, la jeune génération trouve de nombreux ouvrages pour répondre à ses questions sur le rôle de parents. Qu'ils trouvent ici ma modeste contribution pour les accompagner jusqu'à leur grand âge.

Ces tests sont réalisables par tous ceux d'entre vous qui sont en bonne santé, c'est-à-dire qui, à la lecture du test, se disent, pas de difficulté en vue, je le fais déjà tous les jours.

Les autres, je vous invite à « goûter le mouvement » avant de vous y essayer. Prévoyez un temps de repos assez long entre chaque test. Reportez au lendemain la suite des tests dès que vous ressentez de la fatigue. Et reportez à une vie ultérieure, s'il y en a une, ceux que vous trouvez difficiles.

- Marcher sur un à deux kilomètres.
- Monter un ou deux étages à votre rythme avec l'aide de la rampe.
- Nager dix longueurs du grand bassin sans fatigue en vous reposant à chaque longueur.

- Vous accroupir les pieds à plat sur le sol deux à trois fois de suite en vous aidant des mains pour descendre et monter, par exemple en prenant appui sur une table.
- Être capable de vous mettre à genoux au sol et y rester un instant.
- Être capable de vous mettre un genou au sol, l'autre jambe pliée devant vous et y rester un instant, puis vous redresser en vous aidant des mains sur les cuisses ou sur un meuble.
- Vous mettre à quatre pattes et vous redresser à genoux, puis en position debout.
- Vous asseoir sur un siège bas (vingt à trente centimètres) et vous relever en vous aidant des mains.
- Vous asseoir en tailleur près du sol sur un coussin assez épais, dos libre et y rester... « un certain temps ! » comme disait Fernand Raynaud.

- Allongé sur votre lit, un genou fléchi ramené sur la poitrine, allonger l'autre jambe.
- Vous allonger sur votre lit, les deux genoux fléchis, mains sur la tête, menton rentré et voir vos genoux, la tête étant posée sur un coussin d'épaisseur confortable.

- Vous mettre debout sur une jambe, l'autre jambe fléchie au niveau du genou et y rester plus de dix secondes, mains posées sur un meuble ou sur le pied du lit, assurant votre équilibre.
- Dans la même position, sans plier la jambe qui vous soutient, amener l'autre jambe en arrière du corps.

- Vous mettre debout, dos au mur, pieds à trente centimètres du mur.
- Dans cette position, approcher la tête au mur.
- Dans cette position, poser les mains sur la tête.
- Dans cette position, amener les bras tendus en haut et en avant à hauteur des yeux.

- Vous pencher en avant, genoux fléchis et mettre les mains sur vos genoux.
- Debout, dos au mur au départ, vous pencher en avant en pliant les genoux et aller les toucher.

- Soulever à partir de la hauteur d'une chaise et déplacer sans effort sur une dizaine de mètres un poids égal au dixième du vôtre.

- Expirer sans interruption pendant au minimum dix secondes (pour le détail du mouvement voir le test de la cinquantaine).

Défauts fréquents chez la femme de quatre-vingts à quatre-vingt-dix ans

« Vous êtes toujours là ?
Vous êtes merveilleuse.
Je vous aime. »

- Votre dos

Il est rond.

Que dis-je ? Il est voûté.

Que dire d'autre ? Ce n'est plus une voûte, c'est un effondrement.

Que dire encore ? De profil, vous ressemblez à Agecanonix.

Ce n'est plus un chêne, c'est un roseau plié par le vent et qui ne se redresse plus !

La tour de Pise semble bien droite à côté de vous.

Si les temples grecs étaient fait de colonnes comme la vôtre, ils n'auraient pas traversé les siècles...

Parlons-en de votre dos. Vous perdez des centimètres et vous les perdez dans le haut de votre dos. Les vertèbres dorsales se courbent de plus en plus vers l'avant. Toutes ces années toujours penchées vers vos enfants, la gazinière, l'évier, la table à repasser, le sol, ces années montées sur des talons qui aggravent la cambrure, ont laissé des traces. Votre dos a pris l'habitude de vivre penché en avant. Il y a dix ans ou plus, cela n'était pas un souci. Chaque jour, vous marchiez suffisamment et votre dos se redressait.

Aujourd'hui, les choses ont peu changé. Vous marchez certes, mais sur des distances plus courtes. Dans la journée, vous vous levez à de nombreuses reprises de votre chaise ou de votre fauteuil pour faire quelques pas dans votre intérieur. Dans ces moments-là, vous ne prêtez pas vraiment attention à votre dos. Vous vous mettez debout pour marcher mais vous ne redressez pas votre dos totalement. Il reste voûté.

C'est cette voussure, cette bosse, que vous ne remarquez pas, qui s'aggrave, se fixe inexorablement. Dans quelques mois ou quelques années, vous ne pourrez plus vous redresser !

Les disques de votre colonne vertébrale au milieu du dos restent pincés en permanence. Vous dormez le dos rond. Votre vieux matelas est confortable parce qu'il a la forme de votre dos ! Pendant votre sommeil, vos disques intervertébraux n'ont plus la possibilité de reprendre leur hauteur naturelle. Ils vont, en quelque temps, s'effacer doucement. Un jour prochain, il n'y aura plus d'espaces entre vos vertèbres. Les disques auront disparu.

À ce moment, votre dos ne sera plus protégé. Il sera devenu fragile. Au moindre mouvement excessif, l'effort se reportera directement d'une vertèbre à l'autre et ce sont alors les vertèbres elles-mêmes qui s'effondreront.

À partir de maintenant et pour toutes les années qui vont venir, votre dos va perdre régulièrement sa hauteur du fait de ces deux événements. Certaines d'entre vous peuvent ainsi perdre jusqu'à vingt centimètres de leur taille adulte.

Un autre défaut de votre âge est aussi une qualité. « Vous êtes trop gentille ! » À vouloir rester indépendante, vous n'avez pas la notion de vos capacités. Nombreuses encore parmi vous sont celles qui veulent tout faire seule. Donc on entretient la maison, on fait la lessive, on prépare les repas et en outre on va, on vient, à l'épicerie, à la boulangerie, à la poste.

Les seuls que vous faites venir à votre domicile sont les professionnels de santé, médecins, infirmières ou kinésithérapeutes. Je sais d'où vous vient cette habitude : vous êtes remboursés de leurs déplacements.

Il est temps de changer. De nombreux commerçants de quartier livrent aujourd'hui à domicile d'une manière régulière. Le facteur apporte le courrier au domicile des clients de la poste. Il reprend en même temps le courrier à expédier.

Reste la fourniture du pain frais. En attendant que tous les boulangers fournissent le pain comme le journal ou le lait frais chaque jour, peut-être y a-t-il un voisin plus jeune qui pourrait s'en charger ?

Bien sûr, il va y avoir un grand pas à franchir : demander ! Croyez-vous la jeune génération à ce point égoïste qu'elle se désintéresse de vous et ne trouve pas un instant pour répondre à votre demande. Et pour ce qui est de l'entretien de la maison, il existe aujourd'hui des services d'aide à domicile très bien organisés qui sont au service de tous.

Défauts fréquents chez l'homme de quatre-vingts à quatre-vingt-dix ans

« Vous êtes toujours là ?
Vous êtes merveilleux.
Je vous aime. »

Parlons-en de votre dos. Vous perdez des centimètres et vous les perdez dans le bas de votre dos. Toutes ces années à faire le fort, à soulever, à porter, à tirer, ces années assis au bureau, dans la voiture ou le dos effondré dans un canapé trop moelleux, ont laissé des traces. Votre dos a pris l'habitude de vivre affaissé. Il y a dix ans, ce n'était pas un vrai souci, seul le ventre pointait un peu en avant et vous acceptiez bien ce petit défaut. De temps en temps, vous vous armiez d'un peu de courage, marchiez plus vite, tentiez parfois quelques abdominaux. À l'occasion vous corrigiez votre dos contre un mur ou une porte : il se redressait.

Aujourd'hui les choses ont changé. Vous êtes souvent assis et vous vous rendez compte que cette position pourrait vous occuper à temps plein plutôt qu'à temps partiel. Mais quand vous changez de position, votre dos ne se redresse plus. Le ventre pointe de plus en plus en avant. Vous ne parvenez plus à le rentrer.

D'ailleurs vous n'osez l'avouer à personne, mais pour la première fois de votre vie, vous avez un vrai problème vestimentaire. Vous avez noté que l'espace qui sépare les côtes du bassin a diminué. Quand vous êtes debout, le bas des côtes sur les côtés du corps rejoint presque les os du bassin. C'est ce qui se produit lorsque vous êtes assis et c'est pour cela que vous vous sentez capable d'y rester pendant des heures. Le corps tient assis seul, confortablement. Cela arrive aussi désormais quand vous êtes debout et vous vous doutez bien que cela n'ira pas en s'améliorant.

La question qui se pose maintenant est donc : « *La ceinture du pantalon au-dessus ou en dessous du nombril ?* »

Optez donc pour les bretelles et le problème ne se posera plus !

Pour le reste, avez-vous pensé à ralentir vos activités ? Êtes-vous de ceux qui, amoureux comme au premier jour, remplacent leur épouse dans les tâches ménagères quand elle ne peut plus les faire ?

Bravo. C'est bien de le faire, mais ne pensez-vous pas que quatre-vingts ans passés est un âge tardif pour se mettre à la lessive, au ménage ou au repassage ? Pourquoi ne pas faire appel à une aide extérieure pour ces travaux ?

C'est vrai, me direz-vous. « *Dans le temps, les enfants prenaient soin de leurs vieux parents.* » C'est une réalité. « *Dans le temps* », les parents étaient vieux vers soixante ans et leurs enfants en avaient une quarantaine. N'avez-vous pas remarqué que vos enfants sont bientôt à la retraite, s'ils ne le sont déjà ? Même s'ils sont « bien conservés », dit-on dans le langage courant, ils ont néanmoins vécu soixante à soixante-dix ans et souhaitent eux aussi profiter d'un repos mérité. Vos petits-enfants ? Savez-vous où ils se trouvent ? À notre époque de migration permanente, vous avez beaucoup de chance si vous pouvez trouver, proche de vous, une personne de votre famille disponible chaque jour pour répondre à vos besoins.

Et si vous recherchiez une aide auprès d'une organisation locale de votre ville ?

Il reste un problème à résoudre. Pourquoi y a-t-il si peu d'hommes embauchés et formés pour aider et accompagner les seniors ? Doit-on redevenir enfant en vieillissant et être de nouveau pris en charge par des femmes, consciencieuses bien sûr, mais maternantes ? Il faudrait que nos sociétés s'interrogent sur les besoins des anciens de pouvoir choisir un homme ou une femme pour les aider et les accompagner dans leurs vieux jours. N'êtes-vous pas d'accord avec moi ?

Chapitre 15.

De quatre-vingt-dix à cent ans et plus pour les amoureux d'un autre siècle

Et vous trouvez ça drôle
de devoir demander de l'aide
pour chaque geste important de mon quotidien.

Dans ma prochaine vie je fais un contrôle technique
avec mon kinésithérapeute tous les cinq ans
et je lui demande de vérifier les points suivants :
peau, os, muscles, attitude et mouvement.

L'âge de la sagesse

« Et si vous dormiez ?
Et si dans votre sommeil vous rêviez ?
Et si, dans votre rêve, vous alliez au ciel cueillir une fleur
aussi belle qu'étrange.
Et si à votre réveil, vous teniez la fleur dans la main ?
Ah ! Que diriez-vous ? »

Jostein Gaarder *(Le monde de Sophie)*

À quoi sert-il de vivre encore à cet âge ?

C'est la dernière question à la mode. Vous ne vous posez pas cette question, vous qui lisez ces lignes, qui chaque jour, lisez votre journal ou êtes toujours intéressé à votre quotidien et à celui de vos proches. C'est une question qui ne vient pas à l'esprit de celui qui aime et est aimé.

J'ai vu de l'amour transparaître dans les yeux de nombreux jeunes mariés. À vingt ans, à trente ans ou plus, un mariage est un engagement, un pari sur l'avenir, l'espérance de réaliser ensemble quelques rêves. L'amour est de l'amour promesse.

J'ai vu de l'amour transparaître dans les yeux de nombreux vieux mariés. Quand on retourne à la mairie ou que l'on réunit sa famille et ses amis pour célébrer quarante ou cinquante ans d'amour partagé, la célébration des noces d'argent, d'or ou de diamant, marque un amour vécu.

Nombreux êtes-vous bien sûr qui terminent le chemin seule ou seul. La mémoire est toujours présente qui se rappelle les meilleurs moments de cette vie bien remplie.

Je côtoie chaque jour de ces anciens amants seuls ou toujours à deux. Pas plus qu'à vingt, trente ou quarante ans, ils n'ont l'impression de ne pas être à leur place.

Chaque jour de leur vie est un nouvel événement attendu et plein de promesses. Aucun d'eux ne demande à mourir. Aucun n'a l'impression d'être en trop. Chaque jour qui vient mérite d'être vécu. Il y a simplement un peu plus de sagesse et de lucidité quant à la longueur du chemin qui reste à parcourir.

On se prépare au départ en aménageant la suite, succession, transmission des biens. « *On n'a jamais vu un coffre-fort suivre un corbillard* » disait un de mes patients. Ces problèmes réglés une fois pour toutes, on continue de vivre comme on l'a toujours fait, un peu plus lentement certes, mais sans se poser aucune question sur la nécessité de vivre.

Étonnante, cette jeune génération qui s'apprête à avoir une longévité qu'aucun être humain n'a jamais connue et se pose la question de l'utilité de vivre vieux ! Il est temps qu'une intense réflexion soit lancée sur ce thème pour que chacun puisse se reconnaître le droit de vivre chaque étape de sa vie, à son rythme, en fonction de ses capacités.

Quelles capacités a-t-on après quatre-vingt-dix ans ?

Un moine vit aujourd'hui dans une communauté canadienne. Il a quatre-vingt-dix-sept ans. Il est l'image de ce que seront les jeunes d'aujourd'hui dans soixante-dix ans. Il se porte bien. Son corps, toujours valide, le conduit là où il le souhaite quand il le souhaite. Il marche seul et sans canne. Il conduit toujours son véhicule et a réellement les réflexes adaptés. Il est seulement un peu voûté. Son cerveau est toujours présent. Depuis des années, il est le comptable de la communauté monastique. À quatre-vingt-seize ans, lassé de recompter encore et encore les chiffres des recettes et des dépenses, il a décidé d'utiliser un outil. Il a pris une calculatrice, pensez-vous ? Non, il s'est équipé d'un ordinateur et il a appris « Excel » ! Aujourd'hui, il assure au quotidien sur son ordinateur personnel la comptabilité.

- Parce que vous croyez qu'après quatre-vingt-dix ans, on ne peut plus apprendre !
- Parce que vous croyez qu'après quatre-vingt-dix ans, on ne peut plus vivre indépendant !
- Parce que vous croyez qu'après quatre-vingt-dix ans, il faudra à tous une personne pour nous aider à nous lever, nous habiller, nous nourrir ou s'occuper de nos comptes !
- Parce que vous croyez qu'après quatre-vingt-dix ans, nous ne serons plus capables de nous déplacer !
- Parce que vous croyez qu'après quatre-vingt-dix ans, nous ne pourrons plus apprendre, lire, correspondre, être intéressés à la vie de nos amis, de nos enfants, de nos petits-enfants, de nos arrières-petits-enfants !

- Parce que vous croyez qu'après quatre-vingt-dix ans, nous ne saurons plus aimer, recevoir de l'amour et en redonner !

Vous avez oublié de regarder les plus âgés qui vivent à côté de vous. Quand vous serez devenu sage, vous vivrez avec bonheur chaque jour qui viendra. Vous espérerez encore dans quelques rêves cachés. Comme aujourd'hui, vous attendrez que demain vous apporte quelque chose et si la vie vous est clémente, vous aurez chaque jour quelque chose à vivre !

Votre corps de quatre-vingt-dix à cent ans et plus

La peau, l'os et les muscles

Tout se tient. Mais tout tient à peu de chose. Ainsi peut-on résumer votre corps à cet âge.

Tout se tient, ce qui veut dire qu'il ne faut pas imaginer le corps « usé jusqu'à la corde » ne pas répondre à la demande. Le corps ne vieillit pas plus vite entre quatre-vingt-dix et cent ans qu'entre trente et quarante ans ou entre soixante et soixante-dix. Donc pas d'inquiétude à avoir, pas de grands fantasmes sur un vieillissement qui aboutirait pour tous au fauteuil roulant ou à la dépendance totale.

Ce que vous faisiez hier, vous le ferez toujours demain, dans un an et jusqu'au dernier jour. Vous le ferez seulement un peu plus lentement. Le geste sera toujours aussi précis. Le cerveau pensera toujours de la même manière.

Tout tient à peu de chose et la chose essentielle pour vieillir longtemps en bonne santé est d'abord une alimentation équilibrée. On mange peu à quatre-vingt-dix ans, très peu même. C'est souvent pour cela que le vieillissement s'accélère. Il faut que le peu que vous mangiez apporte à votre peau, vos muscles, vos articulations et au reste du corps, le nécessaire en vitamines, sels minéraux et éléments nutritifs, pour que vous restiez en santé. Il manque à notre bibliothèque à côté du livre « Comment bien nourrir son enfant de zéro à vingt ans », le titre « Comment bien nourrir son parent de quatre-vingts à cent ans et plus. »

Nul doute qu'au-delà de toutes les pilules et autres compléments alimentaires aujourd'hui proposés par les commerciaux de toutes origines, il nous serait utile d'obtenir les conseils d'experts en nutrition pour le grand âge.

L'attitude

L'attitude vieillissante est le plus souvent une attitude assise. Vous vous levez souvent dans la journée. Vous marchez d'un endroit à l'autre dans votre intérieur. Souvent vous avez rassemblé en un même lieu les éléments importants de votre quotidien pour diminuer le nombre de vos déplacements.

Depuis des années, vous avez inscrit votre journée dans un rythme. Lors de votre réveil, toujours matinal, vous avez besoin d'un temps pour dérouiller le corps.

La mise en train est plus longue. Cela est peu important puisque vous avez le temps. Les articulations sont un peu gourdes et les premiers mouvements réalisés avec lenteur. Il faut chaque matin huiler les hanches, les genoux et les épaules. À votre âge, ce sont les articulations des membres qui ont le plus de mobilité et vous guident dans chacun de vos gestes.

La colonne vertébrale est devenue un bloc peu mobile. Elle porte le corps selon une courbe plus ou moins accentuée racontant son histoire, l'attention que vous y avez portée et les efforts que vous avez réalisés au cours de votre vie. Le cou reste mobile mais la tête ne tourne plus comme avant. Vous ne pouvez plus regarder en arrière. Depuis quelques années, les vertèbres cervicales ont progressivement perdu leur capacité de tourner. Qu'à cela ne tienne, vous avez compris qu'il suffit de tourner sa chaise vers celui qui vous parle ou vers l'objet de votre intérêt pour pouvoir continuer !

Passées les premières heures de la journée, le corps retrouve ses capacités habituelles et vous voilà de nouveau actif.

Le mouvement

« *Le mouvement c'est la vie,*
l'immobilité c'est la mort »,

répétait le Professeur De Sèze.

Toute votre vie tient en ces quelques mots. Rien à faire, la lassitude s'installe, le corps se fige dans son attitude assise : vous devenez un vieillard passif qui s'ennuie et attend une fin qui tarde à venir.

Au contraire, poussé par la nécessité du geste, vous accomplissez de multiples mouvements et vous voilà toujours un actif qui emplit ses journées.

Plus vous en faites et plus vous en ferez encore. Plus on fait les choses pour vous et plus vite votre corps va à l'abandon et se fige dans l'immobilité. Vous avez besoin du mouvement pour vivre.

Vous avez aussi besoin d'une température stable. Une pièce un peu froide et vous voilà transi, incapable de vous réchauffer et limité dans chacun de vos gestes. Le froid engourdit vos membres. Le sang circule dans des vaisseaux qui ont perdu leur élasticité. Il ne parvient plus aussi vite dans les extrémités du corps. Si vous ne bougez pas régulièrement, le corps se refroidit. Les premiers mouvements sont raides. Vous avez du mal à les réaliser. Certains d'entre vous préfèrent l'immobilité à la difficulté des premiers gestes. Moins vous bougez, moins vous serez capable de le faire !

Une pièce un peu chaude et vous voilà ramolli, incapable d'agir. Le chaud vous endort. Le sang circule parfaitement bien. Une chaleur trop importante et le corps réagit comme s'il venait de faire du sport. La tension artérielle augmente et vous risquez fort de rompre, sans le savoir, de micro-vaisseaux dans le cerveau. Vous êtes endormi et également incapable de réaliser le premier geste. Ce sont de petites morts qui peuvent se répéter de nombreuses fois.

Donc, les jours froids sont les mauvais jours. Les jours chauds sont aussi les mauvais jours. Vous avez besoin d'une température égale pour que le corps fonctionne normalement. Dans ce cas le mouvement est fluide. Vous agissez sans difficulté aujourd'hui comme hier et comme vous le ferez demain.

> Allez, laissez-vous conduire maintenant et ne faites tourner le moteur que pour le plaisir.

Après quatre-vingt-dix ans, vous pouvez faire tout ce dont vous avez envie et que votre corps est capable de faire seul ou accompagné. Comme je vous aime toujours, et que tous ceux qui vous approchent sont émus de vous rencontrer, tant est grande votre expérience de la vie, je vous propose de les émouvoir encore plus en leur transmettant le secret qui vous a permis de vivre plus longtemps que d'autres.

Ce secret tient en quelques mots.

Mots du bonheur et de la santé : *altruisme, amitié, bonté, compassion, enthousiasme, générosité, gentillesse, honnêteté, indulgence, joie, paix, pardon, partage, patience, prière, prudence, rêve, rire, spiritualité, tolérance.*

(À opposer aux mots de la souffrance et de la maladie : *agressivité, colère, culpabilité, désir, haine, hostilité, jalousie, luxure, rancune, regrets, remords, violence.*)

De quatre-vingt-dix à cent ans et plus, vous devez être capable de :

Faire ce que vous pouvez faire et rien de plus !

Pour le reste, faites confiance aux jeunes. Ils sont là pour le faire à votre place.

La femme
de quatre-vingt-dix à cent ans
et plus

Pas de défaut.

Rien que le bonheur d'être encore là !

L'homme de quatre-vingt-dix à cent ans et plus

Pas de défaut.

Rien que le bonheur d'être encore là !

Chapitre 16.

Ce que vous pouvez faire pour vous-même

Mens sana in corpore sano

On y est. Il va falloir s'y mettre maintenant. Vous avez compris que votre corps allait vieillir ou vous avez pris conscience qu'il avait déjà vicilli. Il faut le préparer à être vieux sans perdre ses capacités. L'important est dans le contrat que vous allez vous fixer vous-même.

La question est :

« Combien de temps êtes-vous capable de consacrer chaque jour à entretenir votre corps pour bien vieillir ? »

Trente minutes ?

Vingt minutes ?

Dix minutes ?

Tous les jours ?

Bravo, vous êtes plein d'entrain. Êtes-vous sûr de pouvoir respecter cet engagement pendant les cinquante ou soixante-dix ans à venir ?

Est-ce d'ailleurs bien nécessaire ?

Je me suis engagé à vous donner les moyens de bien vieillir. L'important est d'y parvenir. Donc, ne faites que ce qui est effectivement réalisable. Trente minutes ? Vous ne les trouverez pas dans votre emploi du temps. Vingt minutes ? Vous le ferez pendant quelques jours puis vos muscles ou vos articulations deviendront douloureux et vous arrêterez. Dix minutes ? Vous le ferez quelques semaines puis vous vous lasserez.

Pour être efficace, j'ai besoin de sept heures par an. Pas une de plus. Ce qui représente une minute par jour. En dix ans, cela fera soixante-dix heures à prendre soin de vous. En cinquante ans, trois cent cinquante heures.

Demandez à vos parents, vos grands-parents ou aux anciens autour de vous, combien de temps ils ont consacré à entretenir leur corps au cours de leur vie. Vous constaterez que vous allez faire dix ou cent fois plus qu'eux.

Bien sûr, si vous voulez réellement faire des efforts, vous pouvez tripler la mise et vous entraîner trois minutes par jour, soit vingt heures par an, deux cents heures en dix ans, mille heures en cinquante ans.

L'important est ici dans la régularité. C'est un contrat avec vous-même. Il n'y a que vous pour le respecter. Personne ne peut agir sur votre corps à votre place. Le résultat se verra avec les années. Ce sera votre résultat.

L'important à tous les âges est de :

- Conserver votre capital musculaire et articulaire.
- Gardez le plus longtemps votre belle attitude de jeune femme ou de jeune homme.
- Vous redresser souvent, expirer longtemps.
- Courir, marcher, sauter et continuer de le faire toute votre vie.

Et ne pas vous faire peur en lisant les pages suivantes. Vous êtes la première génération qui découvre comment entretenir son corps durant toute sa vie. Naturellement, vous serez bien plus beau, bien plus souple, bien plus endurant que les générations précédentes à tous les âges de votre vie que l'on annonce déjà très longue.

La clé de la belle attitude

« Des mouvements ! Encore des mouvements ?

Je vous entends déjà maugréer. Mais je n'ai que ça en magasin ! Depuis des années, je vends du mouvement.

Attention, je vends du beau mouvement, du mouvement fluide, du mouvement parfait. À votre âge, je peux même vous vendre du mouvement avec une garantie quadri-décennale.

Ce n'est pas comme les mouvements qui se vendaient quand j'étais jeune. Vingt ans plus tard, ils étaient déjà déformés. Trente plus tard, ils étaient abîmés. Cinquante ans plus tard, ils étaient vieillis, usagés et parfois inutilisables.

Faites-moi confiance. Dans ma famille, on fait dans le vieillissement de qualité depuis plus de cinq générations. Nos produits ont fait leurs preuves.

Du mouvement, du beau mouvement, achetez nos mouvements ! »

Vous avez fait les exercices décrits en test. Vous n'y arrivez pas parfaitement. Ce n'est pas grave ! Quel que soit votre âge, vous pouvez retrouver des gestes perdus. Reprenez un à un les mouvements proposés dans les tests de votre tranche d'âge. Choisissez un seul mouvement à la fois. Entraînez-vous une minute chaque jour. Matin, midi ou soir, c'est sans importance.

Ne vous fixez pas de délai pour réussir. Vos muscles ont besoin de temps pour se laisser étirer ou développer la force nécessaire. Si vous n'avez jamais aimé la gymnastique, c'est sans doute que votre corps ne l'aime pas. Il faut lui faire goûter la chose progressivement. L'essentiel n'est pas de savoir quand vous allez parvenir à réaliser un exercice. L'important est que vous parveniez à le réaliser. Si vous ne pouvez pas le faire aujourd'hui, vous y parviendrez demain ou un autre jour. Il suffit de le répéter chaque jour une minute et vous verrez que dans six semaines au maximum le résultat sera acquis.

N'imaginez pas que rechercher la difficulté vous sera bénéfique. Au contraire, de temps à autre, allez au plus facile. Choisissez un mouvement que vous êtes sûr de réussir et faites-le simplement une minute pendant trois soirées. L'important n'est pas de contraindre le corps. Il faut simplement lui donner l'occasion de faire du mouvement, encore du mouvement, mais toujours dans sa plus grande amplitude.

Faites d'abord ce que vous faites aisément. Allez du plus facile au plus difficile. Vous constaterez bientôt que tel mouvement qui vous semblait irréalisable est devenu facile avant même que vous l'ayez entraîné. Simplement parce que vous aurez préparé le corps par d'autres mouvements plus faciles. Pensez à la synoviale, l'huile de vos articulations. Il faut que le corps en refabrique avant de refaire des gestes plus poussés.

Traitez votre corps avec douceur. Chaque fois que vous parviendrez à réaliser un nouvel exercice, vous aurez levé un frein dans votre corps. Petit à petit, une nouvelle liberté s'installera dans vos muscles. Vous sentirez le corps plus libre. Vos mouvements seront plus fluides. Vous aurez rajeuni.

Soyez sûr du résultat. Vous avez des jours, des semaines, des années, des centaines heures devant vous, pour parvenir au résultat.

En pratique

L'entretien du corps, c'est tous les jours, une minute, un seul mouvement.

La récupération de mouvements perdus, c'est tous les jours, une minute par mouvement, trois mouvements différents, soit trois minutes.

Pour exemple, en dehors des soins réalisés au cabinet, je donne à mes patients à faire à domicile, tous les jours, trois mouvements différents, trois minutes par mouvement, soit neuf minutes de travail, avec un temps de repos d'une minute entre chaque mouvement. Il s'agit alors de rééducation.

Ce que vous pouvez faire pour vous-même de vingt à trente ans

À votre âge, le corps n'a pas fini de se développer. Les os ont leur longueur maximale. Vous avez atteint votre taille adulte. Vos muscles n'ont pas encore leur force maximum. L'éducation physique réalisée depuis le collège a accompagné votre croissance. Il reste à finir de construire ce corps pour devenir l'adulte beau, solide et endurant qui était prévu dans votre capital génétique.

Vous n'êtes pas parvenu à faire tous les tests proposés. Des tensions existent. Si déjà à votre âge vous n'êtes pas capable de faire tous ces mouvements, qu'en sera-t-il dans trente ou cinquante ans ?

En attendant, voici quelques conseils pour passer cette dizaine en toute quiétude pour votre corps.

Ce qui est bon pour vous

- Lever les tensions musculaires

C'est la première chose à faire. Avant de démarrer votre véhicule, vous enlevez le frein à main. Avant de muscler le corps, il est utile de le libérer de toutes les tensions déjà inscrites.

Déjà ! Comment peut-il y avoir tant de tensions dans un corps aussi jeune ? Réfléchissez. Avez-vous, au cours des vingt premières années, marché chaque jour quelques kilomètres ? Avez-vous régulièrement stimulé chacun de vos muscles afin de développer votre corps dans un équilibre parfait entre les muscles du devant et ceux de l'arrière ? Avez-vous fait attention à être assis en laissant votre colonne vertébrale s'arrondir naturellement sans dossier ?

Si ce n'est pas le cas, votre corps a certainement favorisé le développement de certains muscles plus que d'autres. Le corps est déjà déséquilibré dans son attitude. Certains mouvements sont faussés : vous boitez du muscle !

Pas d'inquiétude à avoir. À votre âge, le muscle est jeune. Il se laisse étirer facilement. Il vous suffit d'agir. Une minute par jour et dans un an vous aurez regagné cinquante pour cent de vos capacités. Trois minutes par jour et dans trois mois vous aurez déjà un premier résultat visible. Vous serez naturellement plus souple et plus rapide dans tous vos gestes. C'est la même chose avec votre voiture, elle ira plus vite si vous desserrez le frein à main !

- Muscler le corps

C'est ce que vous pouvez faire de mieux à votre âge. Muscler, c'est-à-dire gagner de la force, acquérir de la résistance, améliorer l'endurance.

Il est possible de renforcer ses muscles à tous les âges de la vie. Entre vingt et trente ans, le gain est facile. À cinquante ans, chaque entraînement musculaire demande un réel effort. À soixante ans et plus, le gain devient plus long à obtenir.

Vos muscles sont un capital. Plus vous les aurez développés en étant jeune, plus ils seront disponibles pour accompagner votre vieillissement. N'hésitez pas. Faites et refaites les mouvements proposés plus loin. C'est un bon placement pour l'avenir.

Ne soyez pas inquiet ! Vous n'allez pas vous transformer en « M. ou Mme Muscle » du jour au lendemain. Pour développer une carapace musculaire visible, il faut exercer son corps deux à quatre heures par semaine en soulevant des charges très élevées. Je vous propose seulement de gagner la force suffisante pour bien vivre pendant les prochaines années. Trois minutes par jour et dans trois mois vous aurez déjà un premier résultat visible. Vous serez naturellement plus fort et plus endurant dans tous vos gestes. C'est la même chose avec votre voiture, elle ira plus vite si vous appuyez sur l'accélérateur !

Ce qui est mauvais pour vous

Entre vingt et trente ans, on débute une carrière professionnelle. Si on devait étudier les mouvements les plus mauvais pour le corps à votre âge, on déclarerait nocif :

- la position assise prolongée,
- la position debout prolongée,
- le port de charge.

Donc travaillons couchés sur le dos dans notre lit et interdisons à tous de soulever le moindre poids. Interdisons les grossesses car c'est une charge en plus pour la femme. Interdisons aussi les enfants en bas âge car il faut les porter en permanence. Interdisons donc l'acte sexuel, de cette manière il n'y aura plus de problème.

Et si on reste au lit tous les deux, qu'est-ce qu'on va y faire ?

En position assise, le corps relâche ses muscles. Le dos se détend. Le poids repose sur le bassin. Mettez vos mains sous vos fesses un instant. Cherchez les deux os sur lesquels vous êtes assis. Il y en a un à droite et un à gauche, séparés par un espace égal à la largeur de votre main.

Lorsque vous êtes assis en position redressée, c'est-à-dire les seins en haut et en avant du ventre, les os du bassin sont en arrière du corps. Vous reposez sur un triangle composé de l'appui de vos deux cuisses sur la chaise et des deux os du bassin. C'est la bonne position.

Si vous laissez votre dos se relâcher et s'affaisser, les os glissent en avant sous vos doigts. Vous reposez alors sur la partie charnue de la fesse. Avec les années, les fesses vont augmenter la surface d'appui et développer leur masse graisseuse pour recevoir votre poids confortablement en permanence. Tout ce que vous mangerez en trop viendra bientôt prendre place dans cette zone.

Si vous ajoutez un dossier à votre chaise ou à votre fauteuil, le dos s'enroule encore plus et se tasse. Vous perdez deux à trois centimètres. Vous y êtes ! Vous avez commencé à vieillir plus vite que les autres.

Dans cette position, posez maintenant vos mains sur votre bureau. Le haut du dos est enroulé. Chez la femme, les seins ne sont plus posés sur le buste. Ils sont pendus en avant. Bravo ! Ils tombent déjà. Chez l'homme, le ventre s'installe en avant du bassin. Il n'y a plus qu'à aller remplir la poche ainsi préparée en avant du corps pour avoir avant les autres une jolie bedaine.

On arrête ? Mais non. Je peux faire pire !

Dans cette position, commencez à parler à voix haute. Évidemment il faut mettre de l'air dans les poumons pour pourvoir articuler. Comment faire ? Avancez la tête, tout simplement ! Quelques années de plus à attendre et la peau du menton se relâchera enfin. Fin des tensions inscrites dans le corps. Tout sera dans un relâchement parfait. À bas le stress et vive le repos !

On continue ? J'ai mieux encore à vous annoncer. Regardez bien votre corps dans cette position. C'est votre attitude vieillissante que vous venez de mimer ainsi. Dans cinquante ou soixante ans, c'est ainsi que vous serez... debout !

Vous pouvez éviter cette évolution en développant vos muscles pour adapter le corps à votre position de travail. Le premier mouvement présenté plus bas est celui qui vous est particulièrement nécessaire.

En position debout, le corps utilise ses bras. Il doit en permanence rétablir l'équilibre afin de ne pas tomber en avant. Les muscles de l'avant du corps sont les moteurs du mouvement : ils réalisent le geste. Les muscles de l'arrière sont les freins du corps : ils empêchent la chute. Si le corps n'est pas entraîné à rester dans une telle position pendant le temps nécessaire au travail, il va rapidement se déformer. Imaginons que le corps ait déjà été déséquilibré par des heures de position assise – pendant toute la scolarité, le soir à la maison pendant le travail personnel, devant la télévision ou l'ordinateur –, il va rapidement prendre une mauvaise attitude debout : le ventre en avant viendra s'appuyer sur un meuble, l'évier ou la machine sur laquelle vous travaillez, pour soulager les muscles de l'arrière du corps. Vous serez debout sur un trépied. Vous vieillirez naturellement avec du ventre, un dos rond et les épaules tombantes.

Vous pouvez éviter cette évolution en développant vos muscles pour adapter le corps à votre position de travail. Le second mouvement présenté plus bas est celui qui vous est particulièrement nécessaire.

Quand vous portez des charges, votre corps a besoin de plus de muscles que pour soutenir votre seul poids. Il prend sa force dans les cuisses et dans les jambes pour soulever à partir du sol. Il a besoin de muscles puissants qui lient les épaules au bassin pour maintenir le corps en position redressée. On peut comparer le corps à une grue. Quand le bras de la grue soulève une charge, la traction est réalisée par un palan qui est attaché en arrière de la machine. Quand votre bras soulève un poids lourd, l'effort est réalisé par des muscles situés dans votre dos. Ces muscles relient les épaules au bassin et renvoient la charge sur le bas du dos et les jambes.

Vous pouvez courber le dos pour soulever une charge. De préférence, conservez les pieds serrés. Ainsi le poids reposera directement sur le centre du corps. Lors du redressement, faites attention à garder vos genoux tendus. Vous serez plus sûr de parvenir à répercuter l'effort sur le bas du dos. Enfin, pour que l'effort soit maximum, n'oubliez pas de porter les bras le plus loin possible du corps. En répétant le mouvement régulièrement chaque fois que vous soulevez une charge, vous devriez parvenir à écraser votre dernier disque lombaire et à vous tasser plus vite que la moyenne. De cette manière vous participerez également à l'effort international réalisé actuellement par beaucoup d'hommes et de femmes de cette planète pour assurer un revenu décent à tous les physiothérapeutes, kinésithérapeutes, ostéopathes, chiropracteurs, rhumatologues, médecins, chirurgiens, radiologues (... rayer mentions inutiles). Votre gouvernement sera content car vous œuvrerez à augmenter le fameux indice de croissance de votre pays. Ce faisant, vous augmenterez aussi votre indice de décroissance !

Vous pouvez éviter cette évolution en développant vos abdominaux pour disposer d'une force suffisante et éviter de prendre du ventre. La troisième proposition décrit un travail progressif de musculation.

Correction rapide

Quand on soulève une charge lourde, on doit :

- *se rapprocher le plus possible de la charge,*
- *écarter suffisamment les pieds,*
- *plier les genoux pour se baisser et se relever.*

De cette manière on considère qu'une femme peut soulever sans effort une charge de trente kilogrammes.

Un homme peut soulever sans effort une charge de cinquante kilogrammes.

En conclusion, si vous devez travailler dans un bureau, développez favorablement les muscles du haut du corps, particulièrement les muscles des épaules et du haut du dos.

Si au contraire vous devez travailler debout, musclez avec insistance les fesses et le bas du dos.

Si vous devez porter des charges, musclez au maximum vos cuisses et développez une cuirasse lombo-abdominale efficace.

La position que vous adoptez entre vingt et trente ans persistera toute votre vie. Si cette position est incorrecte, elle s'aggravera très rapidement. Vous serez jeune et mal debout. Vous serez vieux et de travers.

Trois mouvements clés

Matériel nécessaire : une bouteille d'eau, un lit, un sol

Muscler les épaules et le haut du dos

Sur le dos au sol.

Commencez par ramener les deux genoux à la poitrine.

Gardez les genoux fléchis pendant tout le mouvement.

Reposer un pied, l'autre ensuite sur le sol, pour bien placer votre dos à plat au niveau lombaire.

Posez la tête.

Vous devez voir vos genoux pendant tout le mouvement.

Croisez vos mains, coudes tendus au niveau du bassin.

Élevez les bras tendus et allez toucher le sol au-dessus de la tête.

Le bas de votre dos doit rester en contact avec le sol.

Répétez une minute pendant plusieurs jours ou semaines.

- Le mouvement vous paraît trop facile :

Faites le mouvement avec la bouteille d'eau dans les mains.

Répétez pendant plusieurs jours ou semaines avec un demi-litre d'eau pour les femmes, un litre pour les hommes.

Quand le mouvement sera devenu facile, vous pourrez remplir entièrement la bouteille, puis remplacer l'eau par de la terre humide ou du sable.

Votre niveau sera acquis quand vous pourrez réaliser le mouvement sans pause pendant une minute avec un poids de trois kilogrammes.

Muscler le bas du dos et les fessiers

Sur le ventre, en travers du lit, les pieds d'un côté, la tête et les épaules de l'autre.

Les mains et les coudes sont posés sur le sol.

Les yeux regardent le sol.

Au cours du mouvement, les mains s'élèvent à l'horizontale du corps, coudes tendus, fesses serrées.

En fin de mouvement, les bras sont maintenus en position pendant trois secondes avant de se relâcher et redescendre vers le sol.

Selon les jours, le mouvement peut être réalisé à rythme lent ou rapide pendant une minute.

- Le mouvement vous paraît trop facile :

Faites le mouvement avec la bouteille d'eau dans les mains.

Levez et redescendez la bouteille entre le sol et l'horizontale.

Quand le mouvement sera devenu facile, vous pourrez remplir entièrement la bouteille, puis remplacer l'eau par de la terre humide ou du sable.

Votre niveau sera acquis quand vous pourrez réaliser le mouvement sans pause pendant une minute avec un poids de deux kilogrammes.

Muscler les abdominaux

Sur le dos au sol.

Commencez par ramener les deux genoux à la poitrine.

Reposer un pied, l'autre ensuite sur le sol, pour bien placer votre dos à plat au niveau lombaire.

Posez la tête. Vous devez voir vos genoux.

Les genoux sont fléchis au départ du mouvement.

Le bas du dos repose à plat sur le sol.

Niveau 1 : Étendez les jambes à soixante degrés et maintenez les genoux tendus, pieds vers vous, orteils redressés.

Puis repliez les jambes et ramenez les genoux vers la poitrine, pieds vers les fesses sans les reposer au sol.

Répétez le mouvement au rythme de vos expirations pendant une minute

Quand vous inspirez, vous êtes au repos, les genoux vers la poitrine, pieds vers les fesses, genoux fléchis.

Quand vous expirez, les jambes sont tendues, pieds vers vous, les orteils redressés, le dos strictement à plat sur le sol, ventre rentré.

Niveau 2 : Le mouvement des jambes est identique.

Vous devez rentrer le menton et effacer l'espace entre le cou et le sol.

Niveau 3 : Placez la paume de vos mains sur la tête.

Posez les coudes fléchis au sol et gardez-les fléchis.

Pendant tout le mouvement conservez le contact entre le bas du dos, l'arrière du cou et le sol.

Vous devez voir vos genoux en permanence.

Le mouvement des jambes est identique.

Niveau 4 : Allongez les bras au-dessus de la tête, les coudes tendus viennent en contact avec le sol.

Le mouvement des jambes est identique.

Niveau 5 : Identique au niveau 1.

Vous devez maintenant descendre progressivement les jambes tendues jusqu'à effleurer le sol.

Pendant tout le mouvement, le bas du dos et l'arrière du cou doivent rester en contact avec le sol.

Niveaux 6,7 et 8 : En progression, mouvements identiques aux niveaux 2, 3 et 4 en descendant à chaque fois les jambes tendues jusqu'à effleurer le sol.

Attention : Si le bas de votre dos ne repose pas parfaitement sur le sol pendant l'exercice, vous vous fabriquerez un ventre au lieu de l'effacer ! Plaquez le bas du dos sur le sol pendant tout le mouvement.

Si vous débutez au niveau 1, compter un an avant de parvenir à une musculature efficace en vous entraînant une minute par jour. Attention, l'important dans la réussite du travail est de reposer en permanence le bas du dos et l'arrière du cou sur le sol.

Si le niveau 1 est trop difficile pour vous, sautez deux cases et faites les abdominaux conseillés entre quarante et cinquante ans pendant quelques semaines avant de recommencer avec celui-ci. *Dura lex sed lex* !

Ce que vous pouvez faire pour vous-même de trente à quarante ans

Dix ans que l'on ne s'est pas vus ! Vous avez enfin développé une véritable musculature d'adulte. Le mouvement est souple et libre. L'attitude est belle. Vous êtes dans votre plus belle période.

La femme est belle à trente ans. Avec ou sans grossesse, elle a pris soin de son corps. Après la naissance de ses premiers enfants, elle est naturellement belle. La beauté prend sa source dans l'accomplissement de la transmission de la vie. Les modifications hormonales, la transformation du corps pendant la grossesse, l'allaitement, vont faire évoluer le corps vers une attitude maternante. Dans les mois qui suivront l'accouchement, la femme retrouve un corps modifié. Il faut le travailler quelque temps pour retendre les muscles. Le temps et la nature accompagneront cette avancée vers un corps affirmé et capable de montrer une évolution vers une beauté encore plus grande.

Sans maternité, la femme traverse ces années en prolongeant sa jeunesse. Son corps affirme sa féminité. La candeur et la grâce en sont ses deux atouts.

L'homme a acquis la force, la résistance et l'endurance. Il est définitivement destiné à un travail actif qui mette en jeu tous ses muscles. Rien ne l'arrête. Aucune fatigue en vue. Le corps est capable de réaliser tous les efforts demandés.

Ce qui est bon pour vous

- Corriger l'attitude

C'est maintenant ou jamais. Regardez bien autour de vous ceux qui ont seulement dix ans de plus. Observez-les à la plage ou à la piscine lorsqu'ils sont déshabillés. Quand ils marchent, la tête est en avant de la ligne des épaules, n'est-ce-pas ? Quand ils sont assis, n'est-ce-pas que le haut du dos est rond ? Quand ils sont debout, n'est-il pas vrai que leur ventre commence à apparaître ?

Bien sûr, une fois la veste ou le blouson remis, les défauts sont cachés. L'amplitude du vêtement efface ces premiers signes de relâchement musculaire.

C'est vraiment à ça que vous voulez ressembler dans seulement dix ans ? Ce pâle reflet de vous-même ?

Tout se joue entre la glace de la salle de bain et vous-même. Évidemment, maintenant que vous avez lu ce livre, vous m'en voudrez un peu d'avoir appris à toute la planète comment vous regarder. C'est sûr que vous n'allez pas être la seule ou le seul à lire ce livre. Sûrement que désormais, vous ferez attention à votre attitude. Donc, maintenant chaque fois que vous passerez devant une glace, vous ferez attention à :

1- Être debout en appuyant votre poids autant sur l'avant que sur l'arrière du pied.

2- Serrer les fesses et rentrer le ventre pour redresser la cambrure lombaire.

3- Sortir le buste en haut et en avant du ventre.

4- Placer la tête dans la ligne du corps.

Dernier conseil. Rappelez-vous tous les matins dans la salle de bain :

- chez l'homme : « l'élastique du slip doit être horizontal ! »
- chez la femme : « les seins en haut et en avant du ventre ! »

- Entraîner la torsion

Le premier mouvement à disparaître avant que le corps ne commence à se tasser, c'est la torsion. La torsion existe partout dans le corps : dans la forme des os, dans les muscles, dans les mouvements. L'harmonie du corps est dans ses torsions.

La torsion dans le corps, c'est la salsa, c'est le tango, c'est la valse, c'est le rock'n roll. La beauté de tous ces danseurs est dans leur capacité à tourner sur eux-mêmes. La grâce et la sensualité de leurs mouvements sont dans la torsion des membres.

Recherchez dans la rue ou autour de vous. Regardez un homme ou une femme dont la démarche est libre. Que constatez-vous ? Ce qui attire votre regard dans le délié du pas, ce sont les rotations. Le bassin tourne alternativement vers une jambe et vers l'autre. Les épaules tournent une fois à droite, une fois à gauche, en sens contraire. Les bras se balancent. Quand le mouvement est parfait, le haut de la tête ondule une fois vers le haut, une fois vers le bas. Vu au ralenti, on a l'impression que le corps monte et descend à chaque pas.

Regardez-vous marcher maintenant. Vous êtes en dessous de votre taille normale. Vous marchez la tête basse comme si vous aviez peur de vous cogner au plafond. Vos bras sont emprisonnés près du corps, occupés à retenir votre sac à main ou votre mallette. Les épaules suivent le mouvement du bassin. Les fesses sont derrière comme si vous traîniez votre chaise avec vous. La tête est en avant comme si vous étiez aux aguets. Ce que je vois, c'est un corps, bloqué dans un rectangle qui avance. À vous voir, on croirait une armée romaine en mouvement qui fait la tortue protégée par ses boucliers.

Relax les mecs ! Cool, les filles ! Le ciel ne va pas vous tomber sur la tête. Le ciel est sans limite. Vous n'êtes pas obligés de baisser la tête pour passer dessous. Vous pouvez marcher en paix. Essayez de retrouver la liberté de votre démarche d'enfant.

1- Faites des pas plus grands.
2- Laissez onduler votre bassin.
3- N'oubliez pas, les seins en haut et en avant du ventre.
4- Laissez les bras accompagner le pas.
5- Portez la tête haute.

Rappelez-vous désormais : Marcher en rotation des épaules entraîne la torsion du corps. Étirer les muscles en rotation évite de se tasser et conserve la souplesse naturelle.

- Boire

Vous ne voulez pas vieillir. Alors buvez ! La peau vieillit d'abord par manque d'eau. La peau est ce que vous voyez. Le corps entier a besoin d'eau. Ce qui est nécessaire à la peau est nécessaire à l'ensemble du corps. Il faut boire plusieurs fois par jour, tous les jours, même en hiver. C'est un rythme à prendre.

Test : Mesurez le volume de liquide que vous absorbez chaque jour. Pendant une journée, chaque fois que vous absorbez un liquide, mettez le même volume dans une bouteille.

- le verre de jus de fruit ou de lait, la tasse de café ou de thé du petit déjeuner,
- la pause de matinée si vous en faites une,
- le ou les verres d'eau qui accompagnent votre repas de midi,
- la tasse de café ou de thé en début ou en milieu d'après-midi,
- le potage du soir,
- le ou les verres pris avec le dîner,
- l'infusion ou le verre de lait du soir.

Quelle que soit la boisson absorbée, ajoutez le même volume dans votre bouteille. Si vous buvez suffisamment, la bouteille doit être pleine dès le milieu de l'après-midi ou au plus tard en début de soirée.

Si ce n'est pas le cas, votre corps va manquer d'eau. Vous ne le remarquerez pas. Vous n'aurez pas de sensation de soif. Cela se verra seulement dans dix ou quinze ans. La peau sera moins belle, les muscles moins élastiques, les organes internes plus rapidement vieillis.

L'eau de l'organisme doit être renouvelée régulièrement. Ainsi il fabrique de nouvelles cellules de qualité. S'il en manque, il continue de fonctionner mais la qualité est moindre. Avec les années cela se voit. Le corps paraît plus vieux.

Donc si votre bouteille n'est pas pleine tous les jours, modifiez votre comportement. Achetez des verres plus grands, remplacez vos tasses par des bols, prenez des bols de grande contenance. Les jours où il fait chaud, n'oubliez pas d'augmenter la dose : deux litres, trois litres ou plus par jour en fonction de la température. Buvez, éliminez régulièrement et vous renouvellerez les liquides de l'organisme.

Ce qui est mauvais pour vous

Arrêtez les nuits blanches ! Entre trente et quarante ans, on remplit sa vie. Le travail est l'activité dominante. Que vous soyez à votre domicile occupée à l'entretien de la maison, en charge d'enfants, au bureau, à l'entreprise ou sur des chantiers, il faut compter votre temps.

La norme est de vivre à mi-temps. Douze heures d'activité, quatre heures de repos, loisirs et détente, huit heures de sommeil. Ce qu'il faut compter n'est pas le nombre d'heures consacrées à votre métier mais le temps où vous êtes actif ou active. Le temps du repassage ou du ménage, le temps consacré à préparer les repas, les temps de déplacement, le temps du sport, le temps du bricolage ou du jardinage s'additionnent.

Vous pouvez être actif douze heures par jour. Si vous faites toutes ces choses avec plaisir, quatorze heures sont possibles. Tout compte fait, on peut donc être actif cent heures par semaine. À vous de choisir la répartition que vous souhaitez faire entre travail, activités ménagères et loisirs. L'important est de ne pas dépasser ce temps. Au-delà de cette limite, vous vieillissez prématurément. Les soirées prolongées entre amis, les couchers tardifs, l'excès de sport, les longs déplacements en voiture, le surplus de travail viennent alors favoriser une usure prématurée du corps. Pires que tout, les nuits blanches où l'on boit soit trop, soit trop peu, sont une catastrophe pour l'organisme qui met parfois une semaine à récupérer.

Soyez attentionné au rythme de votre vie. Pour une fois, comptez vos heures d'activité et non vos heures de travail. Voyez si vous n'en faites pas trop. Ensuite décidez-vous à vivre autrement si vous voulez plus tard être en pleine forme au moment de la retraite.

Attention à ne pas vous polluer. Des polluants de toutes sortes envahissent le corps, par la peau comme par la respiration. Le corps fabrique ses propres toxines. Le muscle en est le premier producteur.

Les muscles agissent comme un moteur. Ils utilisent un mélange air-carburant, le transforment en puissance de travail puis émettent des résidus. Le sang les transporte aux reins qui filtrent puis évacuent par les urines les déchets toxiques ou inutiles.

Lors de l'effort musculaire intense ou poursuivi longtemps, les muscles ont besoin de beaucoup de carburant. Le sang leur apporte les sucres lents de l'alimentation. Ils ont aussi besoin de plus d'oxygène. Ils vont donc provoquer l'accélération de la respiration pour capter un maximum d'air.

Le muscle se nourrit de tout. L'air pollué que vous respirez autant que les toxines des solvants de peintures et autres produits ménagers. Ne faites pas d'efforts intenses dans des lieux mal ventilés. Quand vous utilisez des produits connus pour être dangereux, ouvrez grand vos fenêtres pour renouveler l'air en permanence. Évitez le sport et la course à pied en ville, les jours des pics de pollution. Encore une fois, buvez pour éliminer.

Trois mouvements clés

Matériel nécessaire : un mur, un sol.

Étirements des membres inférieurs en latéral

Debout jambes écartées.

Commencez par plier un genou.

Laisser l'autre jambe tendue latéralement, pied au sol pendant le mouvement.

Niveau 1 : Descendez en pliant le genou pour vous accroupir sur une seule jambe.

À la fin du mouvement, votre buste doit être droit.

Le poids du corps repose sur la pointe du pied.

Vous touchez le sol du bout des doigts.

Redressez-vous ensuite avec la force de votre cuisse.

Alternez en descendant une fois à droite, une fois à gauche.

Répétez le mouvement pendant une minute.

Niveau 2 : Le mouvement des jambes est identique.

Vous devez laisser le pied porteur talon à plat sur le sol quand vous descendez et quand vous remontez.

À la fin du mouvement de descente, la fesse est proche du talon porteur.

Vous touchez le sol avec la paume de vos mains.

Redressez-vous ensuite avec la force de votre cuisse.

Alterner et répéter chaque jour pour y parvenir aussi bien à droite qu'à gauche.

Niveau 3 : Le mouvement des jambes est identique au niveau 2.

Une fois descendu, placez les bras tendus devant vous puis au-dessus de la tête, ensuite remontez avec la force de votre cuisse.

Alterner et répéter chaque jour pour y parvenir aussi bien à droite qu'à gauche.

Niveau 4 : Le mouvement des jambes est identique au niveau 2.

À la fin du mouvement, levez les bras tendus devant vous puis au-dessus de la tête.

La fesse est proche du talon porteur.

En position finale, ramener la pointe du pied côté jambe tendue vers vous, orteils redressés.

Alterner et répéter chaque jour pour y parvenir aussi bien à droite qu'à gauche.

Si vous débutez au niveau 1, comptez un an avant de parvenir à descendre et à remonter facilement plusieurs fois de suite en vous entraînant une minute par jour. Attention, l'important dans la réussite du travail est de ne pas s'aider des mains.

Étirement complet des muscles de l'arrière du corps, debout au mur

Debout au mur.

La distance entre vos pieds et le bas du mur égale la longueur de vos pieds.

Vos bras sont libres le long du corps.

Tout le travail est réalisé sur l'expiration.

Lors de l'inspiration, relâchez la tension et revenez en position neutre.

Niveau 1 : Serrez les fesses et collez le bas de votre dos au mur en expirant.

Laissez aller en inspirant.

Niveau 2 : Même position de départ.

Serrez les fesses et collez le bas de votre dos au mur.

Tête posée sur le mur, vous devez voir le bout de vos pieds.

Lors de l'inspiration, relâchez.

Si vous ne parvenez pas à voir le bout de vos pieds en gardant la tête au mur, sautez trois cases et passez directement à la tranche soixante à soixante-dix ans.

Pensez simplement que l'avancée de votre tête nécessaire pour voir vos pieds correspond à la position de votre tête en avant des épaules quand vous marchez.

Votre dos est déjà sérieusement arrondi.

Refaites les exercices à quatre pattes proposés pour la tranche soixante à soixante-dix ans jusqu'à ce que vous puissiez redresser le haut de votre dos.

Niveau 3 : Même position de départ.

Le bas de votre dos doit impérativement être collé au mur.

Placez la paume de vos mains sur la tête.

Posez les coudes fléchis au mur à hauteur des épaules et gardez-les ainsi.

Pendant tout le mouvement, conservez le contact entre le bas du dos, l'arrière du cou et le mur.

Vous devez voir le bout de vos pieds en permanence.

Expirez aussi longtemps et profondément que possible.

À l'inspiration, relâchez.

Niveau 4 : Même position de départ.

Le bas de votre dos doit toujours être collé au mur !

Allongez les bras au-dessus de la tête, les coudes tendus viennent en contact avec le mur.

Expirez aussi longtemps et profondément que possible.

À l'inspiration, relâchez.

Si vous ne parvenez pas à plaquer vos coudes sur le mur, sautez une case et passez directement à la tranche quarante à cinquante ans.

Les coudes ne viennent pas en contact avec le mur car votre dos est déjà arrondi.

Vous pouvez également vous entraîner régulièrement à lever les deux mains jointes au-dessus de la tête dans cette position. Encore quelques mois et vous aurez récupéré le mouvement perdu et regagné une dizaine d'années sur le vieillissement de votre colonne vertébrale.

Niveau 5 : Identique au niveau 4.

Vous devez maintenant fléchir les mains et poser coudes et dos des poignets sur le mur.

Niveau 6 : Identique au niveau 5.

Vous devez maintenant en plus relever les orteils, genoux tendus, fesses serrées, dos plaqué au mur, sans espace entre le cou et le mur, en regardant vos orteils, coudes tendus au-dessus de la tête, poignets au contact du mur... en expirant longuement et profondément.

« Parce qu'en plus il faut expirer ?

— Évidemment vous avez remarqué comme...

Votre dos décolle du mur quand vous expirez !

Vos coudes décollent du mur quand vous expirez !

Votre thorax est remonté quand vous expirez !

Le cou décolle du mur quand vous expirez !

Les yeux se portent vers le haut quand vous expirez !

(Rayez mentions inutiles... s'il y en a !)

— Mais je n'ai pas d'air dans le poumon dans une telle position.

— Si, mais vous n'avez plus la possibilité d'utiliser votre roue de secours. La position vous bloque. Vous n'utilisez donc que la respiration de base.

— Et alors que dois-je faire ?

— Vous entraîner souvent à ce mouvement. Je vous en donne pour dix ans. Bon courage.

Au fait, vous pouvez relâcher pendant l'inspiration.

— Ouf ! »

Si vous débutez au niveau – 10, c'est-à-dire dix ans de plus, comptez dix ans avant de parvenir à retrouver le contact entre le bas du dos, l'arrière du cou et le mur. Si vous débutez au niveau – 20, c'est-à-dire vingt ans de plus, vous n'y arriverez pas ! Vous êtes déjà très enraidi.

De deux choses l'une. Ou bien vous abandonnez tout de suite. Cela permettra aux autres qui vous croiseront dans trente ou quarante ans de voir ce qu'ils auraient pu devenir s'ils n'avaient rien fait pour étirer leurs muscles.

Ou bien vous montez la cadence à trois minutes par jour pendant les années à venir pour parvenir à libérer le frein que vous avez dans le dos.

Et si vous passiez voir votre kinésithérapeute pour quelques conseils ?

Le tic tac

Matériel complémentaire : un air de rock'n roll

Assis au sol en tailleur, bassin basculé en avant. La base du dos depuis le sol jusqu'à la cambrure lombaire doit être oblique vers le haut et vers l'avant.

Si vous ne pouvez pas prendre cette position ou si le bas de votre dos est en oblique arrière, asseyez-vous sur un ou deux livres ou un petit banc.

Placez la main droite sur le dessus de l'épaule droite, la main gauche sur le dessus de l'épaule gauche, coudes écartés ne faisant qu'une ligne avec les épaules.

Le mouvement consiste à faire tourner les épaules autour de la colonne vertébrale.

Sans tenir compte de votre respiration, tournez les coudes et les épaules sans arrêter une fois vers la droite, une fois vers la gauche, sur un rythme rapide.

Important : la tête reste fixe, le regard lointain, le sourire enjôleur, les yeux portés vers un point loin en avant à hauteur des yeux.

Vous devez être capable de répéter ce mouvement à un rythme rapide pendant une minute et dans quelques semaines le répéter trois fois une minute si possible. Dans un an vous devez être capable de le réaliser en trois minutes non-stop.

Vous pouvez entendre un bruit près des oreilles. C'est le glissement de la première cervicale sous le crâne. Sans doute aviez-vous besoin d'huiler ces articulations. Le bruit disparaîtra bientôt.

Défaut 1 : Le bas du dos n'est pas oblique vers l'avant.

Vous allez aggraver le tassement lombaire au lieu de vous redresser.

Vous vous fabriquez du ventre !

Défaut 2 : Les coudes ne sont pas dans l'alignement des épaules, ils regardent en avant.

Vous aurez les épaules tombantes.

Défaut 3 : Les coudes sont plus bas que les épaules.

Vous aggravez votre dos rond.

Les seins tombent.

Ce mouvement réalisé régulièrement entretient la souplesse vertébrale, la tonicité du ventre, favorise le transit intestinal, assouplit le diaphragme et les grands muscles respiratoires. Lorsque les coudes sont effectivement maintenus à bonne hauteur, il permet de tonifier le soutien des seins et du buste et entretient le haut du dos. Sur un rythme de rock pendant trois fois une minute, il favorise votre capacité respiratoire à l'effort. Sur un air de blues trois minutes non-stop, il favorise l'endurance. C'est un mouvement complet.

Ce que vous pouvez faire pour vous-même de quarante à cinquante ans

Début de la décroissance. Combien avez-vous perdu ? Un centimètre, un centimètre et demi, deux ? Ne faites pas mine de vous redresser en cachette. Je vous le répète. Votre taille aujourd'hui n'est pas celle que vous faites sous la toise quand vous vous redressez. Cette taille-là, c'est votre taille d'hier. Votre taille réelle, c'est celle que vous faites quand je vous croise dans la rue, au bureau ou à votre domicile.

Vous avez effectivement commencé à vous tasser ! Il faut dès maintenant en prendre l'habitude. Cela va continuer.

Il faut également prendre conscience de ces petits, tous petits défauts qui commencent à apparaître ici et là. Sans doute n'y a-t-il que vous à les voir aujourd'hui. Petit défaut deviendra grand dans dix ou vingt ans et ce sera alors trop tard pour le corriger. Vous devez dès maintenant entreprendre les travaux de consolidation si vous ne souhaitez pas être obligé d'étayer l'édifice dans quelques dizaines d'années.

Ce qui est bon pour vous

- Entretenir la peau

Prenez la peau au milieu du front. Faites un pli entre le pouce et l'index. Puis déplacez ce pli vers la droite ou la gauche.

Prenez la peau du bas de votre dos, à droite ou à gauche de votre colonne vertébrale. Faites un pli entre le pouce et l'index. Puis déplacez ce pli vers le haut ou le bas.

Vous n'y parvenez pas ? La peau reste attachée en profondeur ? Impossible de la décoller ? Vous n'avez pas remarqué ? Quelqu'un a mis du ruban adhésif sur votre peau en cachette pendant que vous dormiez. À moins que ce soit vous qui ayez oublié de mettre cette peau en mouvement depuis des années. Quand on fait le ménage, régulièrement on déplace les meubles pour nettoyer derrière. Pour la peau c'est la même chose. Si vous ne voulez pas qu'elle colle en profondeur, il faut la décoller de temps à autre.

Qu'est-ce que cela peut faire si elle colle ?

La peau qui n'est plus mobilisée par les mouvements naturels du corps, courir, marcher, sauter, s'accroupir, tourner, lever les bras vers le ciel, plier le dos, finit par construire sa trame en se collant à l'os ou aux muscles situés en dessous. Par exemple au visage, en fonction de vos expressions favorites, certaines zones deviennent plus adhérentes que d'autres. C'est ainsi qu'apparaissent les rides.

En d'autres endroits, par exemple en bas du dos, la peau est régulièrement relâchée quand vous restez longtemps assis. Elle tisse sa toile en attirant la graisse de réserve du corps. La peau est la première réserve de graisse de l'organisme. Dès qu'elle en trouve, elle la capte et tente de la stocker quelque part. Comme l'eau, le corps a besoin de graisse pour vivre, se construire et cicatriser. Donc il fait des réserves.

Le résultat est là, quarante ans plus tard. C'est comme un grenier où l'on ne serait pas entré depuis quarante ans. Les araignées ont tissé leur toile et ont pris possession des lieux. Impossible de progresser. Après quarante ans de stockage de la graisse, et sans doute plus de la moitié en oubliant le sport ou l'activité physique, la peau a tissé sa trame. Elle a construit des piliers solides pour s'attacher aux os ou aux muscles situés dessous et a rempli chaque zone libre de graisse.

Résultat, impossible de la décoller. Votre corps est emprisonné dans une carapace invisible qui limite ses mouvements.

Test initial :

Mettez-vous debout pieds joints.

Laissez descendre votre corps vers l'avant sans plier les genoux et sans forcer.

Mesurez la distance qui sépare l'extrémité de votre troisième doigt du sol.

Ne faites pas ce test si vous avez des problèmes de dos.

Travail de la peau :

Pendant les huit premiers jours, après votre toilette, frottez votre dos pendant une minute en plaçant une serviette horizontalement en bas de votre dos et en la déplaçant de droite à gauche avec vos bras.

Pendant les huit jours suivants, frottez la peau du bas du dos pendant une minute de haut en bas avec une brosse ou une serviette.

Pendant les huit derniers jours, essayez simplement pendant une minute par jour de décoller la peau du bas de votre dos.

Test final :

Au début de la quatrième semaine, mesurez de nouveau la distance qui sépare l'extrémité de votre troisième doigt du sol.

Résultat visible :

Les doigts descendent plus bas. Vous avez enlevé le ruban adhésif qui limitait les mouvements de votre corps.

Travailler la peau permet de retarder l'apparition des rides et permet également de redonner de la liberté au mouvement. Vous semblez plus jeune tout de suite.

Désormais, régulièrement, prenez un temps pour vous dans la salle de bain. Frottez la peau, poncez-la, décollez-la quand elle est adhérente. En tout endroit, au niveau du visage, dans le milieu et le bas du dos, au niveau des fesses, à l'extérieur des cuisses, à l'intérieur des genoux, travaillez votre peau pour qu'elle n'attache pas.

Message personnel : À tous les hommes qui ont lu ce paragraphe en travers en pensant qu'il était destiné aux femmes : c'est pour vous que je l'ai écrit !

- La bonne position couchée

Vingt ans déjà que vous dormez sur ce lit. Vingt ans que vous y fîtes quelques voyages au pays du rêve, quelques voyages au pays de l'amour et de nombreux voyages avec Morphée. Votre lit a emmagasiné de très beaux souvenirs.

Votre lit c'est un tiers de votre vie. Vous lui confiez votre dos chaque soir. Chaque matin, il vous le restitue un peu plus grand, un peu plus droit, prêt pour de nouvelles aventures.

Votre lit a vingt ans de plus, comme vous. Il a commencé à vieillir, comme vous. Mais sa durée de vie est bien moindre que la vôtre. À force de vous recevoir chaque soir, seul ou accompagné, il a, lui aussi, pris une mauvaise attitude. En pratique, il a pris la forme de votre dos. Vous dormez sur le dos ? Votre dos est rond parce que votre lit est devenu creux. Vous dormez sur le ventre ? Votre dos est creux, c'est-à-dire cambré, parce que le lit l'est également.

Votre lit ne fait aucun exercice, aucune gymnastique qui puisse corriger son attitude. C'est souvent vous qui faites de l'exercice dessus. Il est devenu vieux. Il est temps de le changer. C'est un outil, ne l'oubliez pas, vous pouvez vous en séparer sans crainte. Vous n'allez pas tout de même lui offrir en dernier cadeau les années de ronflements à venir !

Nombreux sont ceux qui sans y prêter attention ont le dos qui s'arrondissent à cause d'un vieux lit. Dix ans, huit heures par jour allongé dans un creux, c'est trois mille heures par an, soit trente mille heures de sommeil en mauvaise position. Cela marque définitivement une colonne vertébrale.

À quoi sert-il de faire des efforts pour se redresser tout au long de la journée ? À quoi sert-il de faire du sport pour vieillir dans une attitude correcte si c'est pour se coucher dans un hamac ! Donc, premier investissement contre le vieillissement : acheter un lit neuf !

- Des abdos aussi

Cela fait déjà quelques années que vous voyez poindre votre petit ventre, discrètement, sous la ceinture. Depuis toujours, ici et partout, le monde répète qu'il n'y a qu'une seule méthode pour retarder cela : faire des abdominaux. Désolé, je n'ai rien d'autre à vous proposer. Ce que tout le monde dit, je le dis aussi. « Des abdos, encore des abdos », il n'y a pas d'autres recettes.

Oui mais ! Des exercices destinés à votre âge, à vos capacités et qui vous aident réellement à corriger votre ventre. Les exercices que vous faisiez à vingt ans ne sont plus pour vous. Il y en a d'autres, adaptés à votre âge. Vous les trouverez plus loin.

En attendant, puisque vous voulez faire quelque chose de bien avec votre ventre, refaites connaissance avec lui. Réveillez sa lassitude qui le fait lâcher sa tension naturelle. Sortez vos muscles abdominaux de leur torpeur. Entraînez-vous donc à rentrer le ventre. En position assise ou en position debout, reprenez l'habitude d'attirer votre ventre vers l'intérieur.

Plusieurs fois par jour, redressez votre colonne vertébrale et rentrez votre ventre. Puis gardez-le rentré pendant trois à quatre secondes. Dans quelques semaines, vous pourrez le tenir rentré pendant sept à dix secondes sans effort. Poursuivez cet entraînement régulièrement pendant les années suivantes.

... Toute la musculature que vous aurez acquise avant l'âge de soixante ans ne vaudra pas la peine d'être comptée. C'est à l'âge de soixante-treize ans que vous comprendrez la nature vraie de vos abdominaux. Et par conséquent, à l'âge de quatre-vingts ans, vous aurez fait encore plus de progrès. À l'âge de quatre-vingt-dix ans, vous pénètrerez le mystère de la chose. À cent ans, vous serez vraiment parvenu à un résultat merveilleux. Et quand vous aurez cent dix ans, il sera définitivement acquis !

Ce qui est mauvais pour vous

Les excès de table sont vos ennemis. Il est temps que vous réfléchissiez à ce que vous mettez comme carburant dans le moteur.

Vous me faites penser à un ami qui, partant en vacances, mettait dans son carburant un additif surcharge car sa voiture était alourdie des bagages et matériel de camping de toute la famille. Il ajoutait ensuite un additif grande vitesse car c'était une des rares fois de l'année où il prenait l'autoroute. Enfin, il ajoutait un additif servant à nettoyer les injecteurs pour ne pas encrasser son moteur. Nous avions le même véhicule. Nous partions ensemble. Nous arrivions ensemble. Son véhicule n'accélérait pas mieux que le mien, n'allait pas plus vite dans les côtes, ne montait pas moins en température par les chaudes journées d'été.

Vous faites pareil. Vous prenez naturellement vos trois repas, c'est votre carburant pour la journée. Vous ajoutez un petit pain pour la pause de matinée. Vous ajoutez ensuite un « donut » pour la pause de l'après-midi ou quelques carrés de chocolat le soir avant de vous coucher. Et pour avoir bonne conscience, vous prenez des produits allégés.

La qualité de votre alimentation est certainement importante. Si vous voulez maigrir ou au moins, ne pas grossir plus, réduisez aussi la quantité. Les produits allégés sont évidement moins riches en calories que les produits normaux. Mais si vous mangez plus que de besoin, pas étonnant que votre poids augmente avec vos années. C'est sans doute ce qu'on appelle le poids des ans !

Rappelez-vous qu'il n'est pas nécessaire de manger la même quantité aux trois stades de la vie. Quand vous étiez enfant, vous mangiez pour vivre, pour travailler et pour grandir. Aujourd'hui vous devez manger pour travailler et pour vivre. Bientôt vous ne mangerez que pour vivre.

Arrêtez ! Le step, le squash et la danse africaine, le café et les excitants ne sont plus de votre âge. Le stress, tous les stress sont aussi au nombre de vos ennemis.

Vous voulez vraiment partir avant la fin de l'histoire. Vous n'avez pas fini de vous prendre la tête avec des soucis inutiles. Cela fait quarante mille ans que les hommes construisent le monde. Les choses vont à leur vitesse, c'est-à-dire lentement. Vous voudriez le faire évoluer plus vite ! D'autres aussi ont tenté de le faire avant vous. Ils sont tous morts avant d'avoir vu les changements apparaître. Résultats, ils ne sont plus là pour participer à l'œuvre commune. Si vous souhaitez poursuivre longtemps votre tâche, espérer la terminer un jour et transmettre à vos successeurs ou héritiers le meilleur de ce que vous avez fait, prenez attention à vous. Pensez à chaque instant que demain est réservé à ceux qui seront toujours vivants. Levez le pied. Évitez toute nuisance. Vous n'en serez que plus efficace. Vous aurez alors le plaisir de vieillir.

La voiture et la position assise prolongée sont aussi des facteurs de vieillissement prématuré. Imaginez-vous marchant dans un parc ou un jardin. Imaginez le soleil qui vous baigne. Imaginez la nature paisible autour de vous. Pensez à la lenteur, au temps qui passe, au chant des oiseaux !

Regardez-vous dans votre bureau ! Vous avez fermé les stores ou assombri vos vitres pour éviter les reflets du soleil sur votre écran d'ordinateur. Vous avez éteint le chant des oiseaux pour mieux entendre votre téléphone. Vous avez accumulé autour de vous les choses à faire, classées en « immédiat », « urgent », « à faire ce jour », « à faire dans la semaine », « ne pas oublier »...

Vous êtes assis huit heures, dix heures, douze heures, peut-être même quatorze heures par jour dans votre bureau. Quand vous vous déplacez, vous êtes assis dans votre voiture, le métro, le train, l'avion. Vous déplacez avec vous votre agenda, votre téléphone, votre ordinateur, afin de ne jamais arrêter la course folle vers le grand âge. Ne vous inquiétez pas. Vous serez vieux avant les autres. Vous mourrez même avant les autres.

Pourquoi donc avoir ouvert ce livre ? Vous avez déjà pris la forme de votre fauteuil ? Vos muscles ne sont plus capables de vous conduire là où vous le souhaitez. Monter un escalier vous essouffle, vous lui préférez l'ascenseur. Pour faire cinq cents mètres, vous prenez votre voiture. Monsieur me répond qu'il doit porter son ordinateur. Madame me répond qu'elle va chercher son pain.

Mais vous avez des muscles dans votre corps pour faire tout cela ! Les auriez-vous oubliés ? Essayez de vous rappeler la dernière fois que vous avez marché cinq kilomètres d'affilée sans vous arrêter ? La dernière fois où vous avez couru ? C'était dans une autre vie, n'est-ce pas ?

Êtes-vous réellement capable de modifier vos habitudes ? Êtes-vous prêt à changer de vie ? Si vous répondez oui à ces deux questions, vous trouverez ci-dessous les moyens de le faire.

Trois mouvements clés

Matériel nécessaire : une rue, mur, un sol

Courir

On ne recommence pas à courir du jour au lendemain.
Prenez votre temps.
Pendant les sept premières semaines, allongez le pas.
Marchez un peu plus vite chaque jour.
Chaque fois que vous devez prendre votre voiture pour une courte distance, allez-y à pied.
Chaque fois que possible, préférez l'escalier à l'ascenseur.

Changez de chaussures. Vos chaussures actuelles décorent vos pieds.
Elles ne peuvent pas vous transporter.

Enfin, je vous vois changer.
Vous êtes prêt ?
Partez !

Niveau 1 : Décidez-vous à courir quelques pas.
Pendant un de vos déplacements à pied, courez sur une courte distance.
Répétez plusieurs jours de suite.
N'en faites pas trop. Arrêtez-vous avant d'être essoufflé.
Puis recommencez à marcher normalement.

Niveau 2 : Décidez maintenant de courir vingt ou trente mètres tous les cent mètres.
On appelle ça faire du fractionné.
Il ne faut jamais aller jusqu'à l'essoufflement.

Répétez chaque jour pendant plusieurs semaines, à votre rythme.

Niveau 3 : Vous êtes prêt pour alterner une distance marchée pour une distance courue.

Décidez maintenant de courir cent mètres puis de marcher cent mètres.

Essayez d'augmenter les distances de déplacement.

Si vous vous déplacez sur une distance de un kilomètre, vous allez marcher cinq cents mètres et courir cinq cents mètres.

Étonnant non ! N'oubliez pas de boire un peu plus désormais.

Niveau 4 : Vous êtes maintenant capable de progression. Chacun à son rythme.

Essayez de retrouver vos capacités d'adolescent.

Au fait, vous avez vu ? Votre ventre a déjà diminué. Votre pas est plus leste. Vous êtes plus droit. Si vous équilibrez votre alimentation vous allez certainement perdre vos excès de graisse. Bravo !

Étirement complet des muscles de l'arrière du corps, pieds au mur

Assis près d'un mur.

Allongez-vous genoux et hanches fléchies à côté du mur.

Tournez votre corps de côté en montant les pieds au mur.

Vous êtes « assis au mur » au lieu d'être assis au sol.

La distance entre vos fesses et le bas du mur égale la longueur de vos pieds.

Vos bras sont libres le long du corps.

Niveau 1 : Lors de l'expiration, allongez les genoux en écrasant vos fesses sur le sol.

Tête posée sur le sol, vous devez voir vos genoux !

Lors de l'inspiration, laissez les genoux se replier légèrement.

Si vous ne parvenez pas à voir vos genoux en gardant la tête au sol, sautez deux cases et passez directement à la tranche soixante à soixante-dix ans.

Vous pouvez aussi vous relever et aller chercher un livre, un catalogue épais ou un coussin pour placer votre tête en hauteur. La hauteur nécessaire correspond à l'avancée de votre tête lorsque vous êtes debout.

Votre dos est déjà sérieusement arrondi.

Refaites les exercices à quatre pattes proposés pour la tranche soixante à soixante-dix ans jusqu'à ce que vous puissiez redresser le haut de votre dos. Ensuite faites les niveaux 1 et 2 jusqu'à ce que vous puissiez enlever l'appui sous la tête et voir vos genoux.

Niveau 2 : Même position de départ.

Les fesses doivent toujours écraser le sol !

Placez la paume de vos mains sur la tête.

Posez les coudes fléchis au sol et gardez-les fléchis.

Pendant tout le mouvement, conservez le contact entre le bas du dos, l'arrière du cou et le sol.

Vous devez voir vos genoux en permanence.

À l'expiration tendez vos jambes.

À l'inspiration relâchez.

Niveau 3 : Même position de départ.

Les fesses doivent toujours écraser le sol !

Allongez les bras au-dessus de la tête, les coudes tendus viennent en contact avec le sol.

À l'expiration, tendez vos jambes.

À l'inspiration, relâchez.

Si vous ne parvenez pas à plaquer vos coudes sur le sol, sautez une case et passez directement à la tranche cinquante à soixante ans. Les coudes ne viennent pas en contact avec le sol car votre dos est déjà arrondi.

Vous pouvez également vous entraîner régulièrement à lever les deux mains jointes au-dessus de la tête dans cette position. Dans quelques mois vous aurez récupéré le mouvement perdu et regagné une dizaine d'années sur le vieillissement de votre colonne vertébrale.

Niveau 4 : Identique au niveau 3.

Vous devez maintenant fléchir les mains et poser le dos des poignets sur le sol.

Niveau 5 : Identique au niveau 4.

Vous devez maintenant ramener les pointes de pieds vers vous, orteils redressés, genoux tendus, fesses posées sur le sol, dos plaqué, sans espace entre le cou et le sol, en regardant vos genoux, coudes tendus au-dessus de la tête, poignets au contact du sol... en expirant longuement et profondément.

« Parce qu'en plus il faut expirer ?

— Évidemment, vous avez remarqué comme...

Votre dos décolle du sol quand vous expirez !

Vos coudes décollent du sol quand vous expirez !

Vos côtes sont remontées quand vous expirez !

Le cou décolle du sol quand vous expirez !

Les yeux se portent vers le haut quand vous expirez ! »

(Rayez mentions inutiles)

Évidemment vous avez remarqué comme votre thorax est remonté !

— Mais je n'ai pas d'air dans le poumon dans une telle position.

— Si, mais vous n'avez plus la possibilité d'utiliser votre roue de secours. La position vous bloque. Vous n'utilisez donc que la respiration de base.

— Et alors que dois-je faire ?

— Vous entraîner souvent à ce mouvement. Je vous en donne pour dix ans. Bon courage.

Au fait, vous pouvez relâcher pendant l'inspiration.

— Ouf ! »

Si vous débutez au niveau – 10, c'est-à-dire dix ans de plus, comptez dix ans avant de parvenir à descendre les fesses sur le sol, tête posée à plat. Si vous débutez au niveau – 20, c'est-à-dire vingt ans de plus, vous n'y arriverez pas ! Vous êtes déjà très enraidi.

De deux choses l'une. Ou bien vous abandonnez tout de suite. Cela permettra aux autres qui vous croiseront dans trente ou quarante ans de voir ce qu'ils auraient pu devenir s'ils n'avaient rien fait pour étirer leurs muscles.

Ou bien vous montez la cadence à trois minutes par jour pendant les années à venir pour parvenir à libérer le frein que vous avez dans le dos.

Et si vous passiez voir votre kinésithérapeute pour quelques conseils ?

Abdominaux adaptés à l'âge

Position de départ : Assis au sol.

Commencez par plier les deux genoux.

Les deux pieds reposent sur le sol.

Le dos est libre.

Début du mouvement : Laissez votre colonne vertébrale s'enrouler vers l'arrière.

Allongez-vous sur le sol, tête posée.

Genoux et hanches restent fléchis.

Les pieds sont à plat sans aucune aide ou maintien.

Vous ne devez pas utiliser vos mains.

Fin du mouvement : Revenez en position assise.

Vous ne devez pas utiliser vos mains.

Répétez le mouvement vingt fois en une minute un jour sur deux.

Répétez le mouvement cinq fois en une minute, à vitesse très lente, en prenant soin de bien reposer chacune de vos vertèbres sur le sol, un jour sur deux.

Pourquoi ne doit-on pas caler ses pieds sous un meuble ?

Évidemment, c'est beaucoup plus facile si une autre personne tient vos pieds ou si vous les calez sous un meuble. Dans ce cas, vous inversez le travail des muscles. Au lieu de faire travailler vos abdominaux, vous mettez en fonction un muscle qui se nomme « le psoas ». Ce muscle a pour rôle de tirer le bassin vers l'avant. Donc, quand vous le faites travailler, il vous aide à descendre et à vous relever en tirant le bassin vers l'avant. Vous faites travailler vos psoas en moteur et en frein. Vous augmentez la cambrure lombaire. C'est le mouvement idéal pour se fabriquer un ventre !

Voilà pourquoi beaucoup de celles et ceux qui font des abdominaux sans suivre les consignes se fabriquent un joli petit ventre sous la ceinture en quelques mois.

Ce que vous pouvez faire pour vous-même de cinquante à soixante ans

Mi-temps.

On a sans doute dépassé la moitié du match. Il est temps de faire une pause, de reprendre l'équipe en main dans les vestiaires et de discuter avec l'entraîneur.

Prévenir le vieillissement est une action de chaque jour depuis des années. Il ne faut pas se le cacher, on vieillit quand même. Les années passent, le corps montre ses premières limites.

À cinquante ans, un enfant de dix à vingt ans vous regarde comme un vieux et un ancien de soixante-dix à quatre-vingts vous regarde comme un jeune.

Votre reflet dans la glace ne cache aucun signe de l'âge. Définitivement, vous avez perdu un peu de votre taille. Définitivement, un petit ventre s'est installé sous la ceinture. Définitivement, les cheveux s'éclaircissent. Définitivement, la peau se ride et se tache. Définitivement, le haut du dos est arrondi. Définitivement, la tête est en avant des épaules.

... Eh, ne partez pas ! Vous n'êtes pas le seul ou la seule à qui cela arrive. Cela fait des dizaines de milliers d'années que l'histoire est la même pour tous. Il faut l'accepter, en prendre son parti, regarder loin devant et continuer de construire son bonheur.

Pensez à tout ce que vous avez réalisé depuis que vous avez quitté vos parents. Des semaines, des mois, des années ont passé. Vous avez réussi des milliers de choses dont les plus belles sont sans doute : vos enfants ? Votre travail ? Votre maison ? L'amour que vous avez transmis et certainement beaucoup d'autres choses merveilleuses connues de quelques-uns ou de vous seul !

Statistiquement il vous reste encore autant de temps à vivre que le temps qui s'est écoulé depuis que vous avez quitté la maison familiale. Donc vous avez du temps, beaucoup de temps devant vous.

Prenez donc ce temps pour vivre. Faites un bilan des années passées et faites un programme pour les années à venir.

Ce qui est bon pour vous

Dormir, prendre des vacances est une nécessité. Cessez de dire que vous avez plein de choses à faire. Cessez de dire que vous aurez le temps de dormir quand vous serez en retraite. Soyez conscient d'une chose. Actuellement, cinquante pour cent de la population est décédée avant la retraite. Oui, vous avez bien lu, cinquante pour cent, un sur deux !

Vous pensez vraiment que vous êtes indestructible, invulnérable, immortel ! Votre vie est une promenade sur un chemin qui devient de plus en plus étroit. Avec les années, nous sommes de moins en moins nombreux sur le chemin. Prenez votre temps. Pensez à tous les rêves que vous n'avez pas encore réalisés. L'avenir est plein de promesses. Il suffit de le rêver. Si vous pouvez le rêver, vous pouvez le réaliser !

Pour atteindre la retraite en pleine forme physique, trois conseils :

- Diminuez votre temps d'activité

. Le travail occupe la plus grande partie de votre vie. Vous travaillez à mi-temps, c'est-à-dire douze heures par jour. Travaillez deux heures de moins !

. Vous travaillez moins. Mais vous avez de nombreuses activités qui vous entraînent hors de chez vous. Diminuez le temps que vous donnez pour en prendre pour vous !

- Instaurez la sieste

Si vous n'avez jamais expérimenté le plaisir de finir une journée en pleine forme, c'est-à-dire sans ressentir de fatigue après dix heures d'activité, il est temps de découvrir l'efficacité d'une sieste. Couchez-vous une demi-heure en début d'après-midi, après avoir mangé. Quand vous aurez pris cette habitude, vous ne pourrez plus vous en passer.

- Prenez de vraies vacances régulièrement en cours d'année

Prendre quatre semaines de vacances en été puis travailler sans discontinuer pendant les mois d'hiver est une erreur. Selon les possibilités de votre travail, essayez de libérer une semaine par trimestre. Même si vous êtes à votre compte, vous pouvez le faire. Il suffit de prévoir un budget prévisionnel en ne comptant que quatre semaines par mois. Chaque trimestre comptant treize semaines, cela vous fait une semaine de repos que vous pourrez ajouter à vos congés d'été.

S'il ne vous est pas possible de libérer votre temps ainsi, vous pouvez toujours faire un premier pas : ne rien faire de productif cette treizième semaine et rester à votre domicile faire les choses classées en « immédiat », « urgent », « à faire ce jour », « à faire dans la semaine », « ne pas oublier », qui traînent sur votre bureau depuis trop longtemps. Vous éliminerez ainsi une part de vos stress et vivrez mieux les semaines suivantes.

Pour atteindre la retraite en pleine forme morale, trois conseils :

- Penser à faire de réels projets retraite

La retraite, c'est dans dix, quinze ou vingt ans. Sauf à faire partie des rares heureux qui pourront réduire leur temps de travail tout en gardant une activité qui les passionne, un jour viendra où vous n'irez plus au travail. Qu'allez-vous faire de ce temps à venir ? Quels sont vos projets et vos rêves pour ce futur ? Vers quoi allez-vous vous reconvertir ? Votre retraite, c'est en moyenne vingt ans de liberté pour faire ce que vous avez toujours rêvé de faire. Vingt ans, c'est autant de temps qu'entre vingt et quarante ans. Vous en avez réalisé des choses pendant cette période. Alors je vous repose la question. Qu'allez-vous faire de votre retraite ? Vous seul avez la réponse. Trouvez-la !

- Redevenir amoureux l'un de l'autre vingt ans plus tard

Vous vous rappelez la femme ou l'homme que vous avez épousé ou qui partage votre quotidien. Si vous êtes seul ou seule, sans doute avez-vous un ami ou une amie, un frère ou une sœur avec qui vous partagez depuis longtemps les moments importants de votre vie. Vous avez toujours souhaité avoir plus de temps à passer avec l'autre. Si vous vivez en couple, le travail ou les enfants vous séparaient trop souvent. C'est le moment de redevenir amoureux l'un de l'autre. Vous allez enfin pouvoir vivre ensemble sans contraintes, ni obligations. L'amour est un signe de longévité.

- Refaire des projets communs

Pensez à tout ce que vous auriez aimé faire et que vous n'avez jamais fait. Bien sûr, vous ne réaliserez pas tous vos rêves. Et encore, qui sait ? Le bonheur se construit à petits pas, jour après jour. Pensez d'abord à vous. Oubliez un instant les autres. Les yeux fermés, imaginez-vous, jeune retraité entre soixante et soixante-dix ans. Quelles images viennent à vous ? Quel serait votre bonheur ? Échangez avec votre compagnon ou compagne de vie et discutez aujourd'hui de vos projets communs pour l'avenir.

Ce qui est mauvais pour vous

Reprendre le sport ? Non ! Reprendre une activité physique ? Oui !

Je vous l'ai déjà dit. Les excès ne sont plus de votre âge. Arrêtez les excès de travail et les excès de table. C'est la même chose pour les excès de sport. Ce n'est plus de votre âge. À moins d'avoir pratiqué régulièrement tout au long de votre vie et de concourir uniquement en senior contre d'autres seniors.

Ce n'est pas parce que vous avez été capable de libérer du temps pour prendre soin de vous qu'il faut croire votre corps capable de refaire à cinquante ans ce qu'il faisait à vingt. Vous allez vous faire du mal !

Donc évidemment, pas de compétition. Surtout avant de reprendre une activité physique, faites une visite chez votre médecin. Vous pouvez également faire une première évaluation de vos capacités.

Voici un test simple (*Test de Ruffier-Dickson*) :

Si vous êtes réellement en pleine forme, avec une tension artérielle normale vous pouvez faire ce test seul.

1. Prenez votre pouls au repos.
2. Faites trente flexions de genoux, s'accroupir et remonter, en quarante-cinq secondes.
3. Prenez votre pouls d'effort immédiatement.
4. Prenez votre pouls après deux minutes de récupération.

Puis faites le calcul suivant :

Pouls au repos + pouls d'effort + pouls de récupération.

Enlevez 200 à ce chiffre.

Divisez ce résultat par dix.

Résultat :

Entre 0 et 5 :	Bravo, le moteur tourne bien.
Entre 5 et 10 :	Moteur bien réglé pour des efforts adaptés.
Entre 10 et 15 :	Le moteur a besoin d'un réglage. Allez prendre conseil auprès de votre médecin ou de votre kinésithérapeute.
Au-dessus de 15 :	Risque de panne. Allez consulter avant de refaire des efforts.

Dans tous les cas, il y a une activité physique adaptée à vos capacités. Il n'est jamais trop tard pour refaire du vélo, de la natation, du golf, de la marche rapide ou même simplement de la marche.

Chaque année, avant de renouveler sa licence, vous avez amené votre enfant chez le médecin pour une visite de contrôle et pour savoir si le sport choisi correspondait à ses capacités. Faites de même pour vous. Faites un contrôle annuel. Ne reprenez jamais une activité physique après une interruption longue ou brève sans un contrôle médical préalable !

Plier le dos

C'est une habitude ? Je ne sais pas qui vous a appris cela, mais c'est vraiment une mauvaise habitude. Cela vous prend de temps à autre, dans la salle de bain, sur la plage, seul ou avec des copains.

Pour montrer votre souplesse, vous pliez le dos, genoux tendus et vous allez toucher vos pieds. Vous avez dans l'idée que si vous touchez vos orteils, c'est que vous êtes souple. C'est n'importe quoi !

Vous iriez mettre vos doigts dans un casse-noix pour voir si votre doigt est capable de résister ? Non. Pourtant, c'est ce que vous faites avec votre dos dans ce mouvement. Vous prenez votre dernier disque lombaire dans un casse-noix entre les deux dernières vertèbres et vous le pincez très fort. Quelle idée !?

Si vous voulez réellement évaluer votre souplesse refaites les mouvements proposés pour votre âge. Ils sont adaptés à vos capacités.

Le soleil

Vous trouvez important de protéger les enfants du soleil. Vous souhaitez ainsi ne pas dépenser trop vite leur capital de mélanine. Vous avez raison. Protégez-les avec un vêtement, une crème adaptée et évitez de les exposer aux heures chaudes.

Et vous ? Votre capital de mélanine est presque épuisé. Y avez-vous pensé ?

Vous allez vieillir plein de taches.

Votre peau est encore plus fragile que celle d'un enfant. Il faut la protéger. Toute la peau ! À commencer par les beaux crânes chauves qui reçoivent les rayons du soleil en direct. Puis en protégeant les épaules des dames qui brûlent et tâchent pareillement. Enfin les avant-bras et les bras doivent aussi éviter les expositions prolongées et surtout les quatre heures du midi.

Usez et abusez des crèmes, et pour une fois, usez aussi des préparations pharmaceutiques au soleil. Elles vous sont particulièrement destinées.

Dernier conseil : portez un chapeau !

Trois mouvements clés

Matériel nécessaire : une porte, un sol.

Se suspendre à une porte

Debout, face à une porte ouverte.
Le bout des pieds au contact de la porte.
Placez vos mains sur le haut de la porte.
Pliez les genoux, amenez-les au contact de la porte.
Laissez votre dos s'étirer librement pendant une douzaine de secondes sans vous cambrer.
Répéter trois fois par jour, chaque jour de votre vie.

Mention particulière :

Si vous êtes trop petit ou trop petite, choisissez une porte plus petite !

Autre mention :

Vous pouvez remplacer la porte par un espalier, une marche d'escalier à claire-voie, une barre placée contre un mur, sèche-serviette par exemple si vous l'avez solidement fixé ou par un barreau d'échelle.

Ce qu'il ne faut surtout plus faire :

Se suspendre à une barre, un trapèze ou une poutre et décoller les jambes du sol. Vous utilisez alors comme moteur du mouvement les muscles qu'il faut allonger. Donc au lieu d'étirer, vous contractez. Donc au lieu de vous grandir, vous vous raccourcissez !

Accroupissements

Niveau –1 : Debout jambes écartées.

Descendez les fesses, talons à plat sol.

Tombez en arrière doucement sur vos fesses.

Riez !

Recommencez en écartant un peu plus les jambes ou en vous aidant des mains sur un meuble. Dès que possible, reprenez le niveau 1.

Niveau 1 : Debout jambes écartées.

Descendez les fesses, talons libres.

Remontez.

Recommencez vingt fois en une minute.

Niveau 2 : Debout jambes écartées.

Descendez les fesses, talons à plat sol.

Remontez.

Recommencez vingt fois en une minute.

Étirements à quatre pattes

À quatre pattes.

Les épaules au-dessus des mains, les hanches au-dessus des genoux.

Niveau 1

Descendez les fesses sur les talons.

Ne déplacez pas vos mains.

Je répète pour ceux qui n'ont pas bien lu :

« Descendez les fesses sur les talons ! »

Pour mémoire la fesse est la partie arrondie de votre anatomie située en bas du dos. Les talons sont la partie arrière de vos pieds.

À la fin du mouvement, fesses et talons sont au contact.

« Vous avez perdu quelque chose ? Un mouvement ? De la souplesse ? Oui ! Mais où ? Cherchez bien.

Je crois que c'est un peu partout : dans le bas du dos, dans les hanches, dans les genoux, dans les pieds. Ne rayez pas les mentions inutiles, il n'y en a pas. Vous êtes raide de partout. Un point, c'est tout ! »

Pour une fois, je vais vous aider. Si le mouvement est trop difficile, placez une serviette roulée sous vos chevilles.

Niveau 2

Au départ du mouvement, vous êtes à quatre pattes, les fesses sur les talons.

Sans décoller les fesses des talons, étirez les bras devant vous le plus loin possible sur le sol.

Vous pouvez vous aider en écartant légèrement les genoux.

Remontez en « assis-talon ».

Je répète : « Remontez en assis-talon ».

« Vous avez encore perdu un mouvement ?

On va finir par vous classer dans la catégorie « handicapés ».

Je vais vous aider une seconde fois. Si le mouvement est trop difficile, placez une autre serviette roulée sur vos chevilles.

Répétez le mouvement pendant une minute.

Au départ du mouvement vous êtes en assis-talon.

Sans décoller les fesses des talons, étirez vos bras devant vous le plus loin possible sur le sol.

Puis remontez en assis-talon.

Niveau 3

À quatre pattes.

Les épaules au-dessus des mains, les hanches au-dessus des genoux.

Pliez coudes et poignets en écartant les coudes.

Poser le menton sur le sol entre les mains.

Remontez en poussant sur vos bras.

Niveau 4

À quatre pattes.

Les épaules au-dessus des mains, les hanches au-dessus des genoux.

Levez un genou plié vers le haut en tournant le bassin.

Le genou doit monter plus haut que la fesse.

Redescendez le genou.

Recommencez de l'autre côté.

Répétez une minute, une fois à droite, une fois à gauche.

Niveau 5

À quatre pattes.

Les épaules au-dessus des mains, les hanches au-dessus des genoux.

Levez un bras tendu vers le haut en tournant les épaules.

Le bras doit monter au zénith.

Redescendez le bras.

Recommencez de l'autre côté.

Répétez une minute, une fois à droite, une fois à gauche.

Vous pouvez réaliser ces mouvements pendant tout le reste de votre vie à condition de les avoir répétés régulièrement et de ne pas les perdre en route !

Ce que vous pouvez faire pour vous-même de soixante à soixante-dix ans

L'heure de la retraite a sonné. Vous allez enfin avoir du temps pour prendre soin de vous. Si vous avez entretenu l'édifice jusqu'ici, on consolide les fondations, on refait les peintures et un peu de décoration. Pour les autres, on tente quelques travaux d'amélioration et on évite d'autres dégradations.

Ce qui est bon pour vous

Passez aux trente-cinq heures, c'est-à-dire trente-cinq heures de travail par semaine. C'est assez pour votre âge.

Être actif le lundi et le mardi. Se reposer le mercredi. Être actif le jeudi et le vendredi. Se reposer le samedi et le dimanche. Voilà le rythme idéal.

Pour les grands-parents qui prennent leurs petits-enfants en charge le mercredi ou le samedi, on décale d'une journée en commençant la semaine le mardi et en prenant une journée de repos le jeudi.

Si vous êtes toujours en activité, aménagez votre travail pour avoir un jour de repos en milieu de semaine. Vous travaillerez plus longtemps sans fatigue.

Se reposer n'est pas ne rien faire. Se reposer trois jours par semaine, c'est trois jours par semaine avoir le temps de se lever à son heure. Il est vrai que vous êtes toujours levé avant les autres. Est-ce une raison pour ne pas avoir le temps d'en profiter ?

Trois jours par semaine, faire les choses à votre rythme. Prendre un petit déjeuner. Se recoucher une demi-heure ensuite. Traîner un peu dans la chambre ou la salle de bain pour faire quelques exercices. Depuis le temps que vous aviez mis « *les exercices d'Édouard* » au rang de « ne pas oublier », après les avoir mis dans la pile « à faire dans la semaine », trois mois après les avoir enlevés de la pile « à faire ce jour », vous allez avoir le temps de vous y mettre. Il n'est pas trop tard. Il n'est jamais trop tard pour bien faire.

Des mouvements répétés sans efforts. En salle de musculation, c'est ce qui se fait de mieux. Vous n'aviez pas compris comment votre petit-fils pouvait avoir des muscles aussi apparents et si peu de force utile ?

La recette pour acquérir un beau volume musculaire est de travailler entre trente et quarante pour cent de la force maximale d'un muscle. Beaucoup de répétitions, un peu de blancs d'œufs surajoutés dans l'alimentation et le résultat est visible après quelques mois. C'est ce que font beaucoup d'adeptes des salles de sport. Après un an ou deux à ce rythme, ils ont des muscles apparents sous la peau. Les muscles sans la force. Étonnant non ! Et comme ces muscles ont été développés de manière artificielle, ils doivent les « exerciser » encore et encore pour garder leur belle apparence. Ce qui fait le succès des salles de sport !

À l'inverse, à soixante ans passés, vous avez les muscles. Des années à travailler, porter, tirer, soulever, bêcher à la maison ou à l'entreprise, les ont développés. Ils sont peut-être moins visibles sous la peau mais ils ont la puissance et la résistance pour vous servir.

Ce qui vous manque aujourd'hui, c'est la souplesse et la fluidité du mouvement. Tout cela manque d'huile n'est-ce pas ? Vous avez besoin de faire des mouvements répétés sans efforts. De cette manière, vous favoriserez le graissage de vos articulations en produisant de la synoviale. Allez donc vous inscrire au gymnase ! Une fois par semaine, suivez le même programme que votre petit-fils. Évitez de le vexer en lui montrant que des années de travail vous ont forgé une musculature efficace. Pensez simplement à vous et répétez, répétez sans effort, vos mouvements. Vous regagnerez de la souplesse. Dans quelques mois, cela se verra. Vos gestes seront plus souples.

Dans la série – mouvements répétés sans effort –, vous pouvez aussi reprendre le vélo ou choisir de nager longtemps et lentement.

Une fois par semaine, ce doit être possible, n'est-ce pas ?

Ce qui est mauvais pour vous

Suivre les plus jeunes

C'est nouveau. Je viens animer un cours de stretch pour jeunes femmes de vingt à trente ans et je retrouve face à moi des jeunes filles de cinquante, soixante ans et plus. Elles viennent apprendre à rentrer un ventre qui ne rentrera plus, assouplir un dos déjà tassé et rattraper le retard d'années sans faire une minute de gymnastique.

Elles ont pris une carte d'abonnement d'un an pour s'obliger à venir plusieurs fois par semaine. C'est d'ailleurs ce qu'elles font pendant les cinq à six premières semaines. Passé ce délai, le résultat d'un travail musculaire et articulaire intense se voit. Ou plutôt, c'est elles que je ne vois plus. Elles sont hors service pour quelque temps.

Il est temps de vous assagir. Pratiquez le sport avec ceux de votre âge. Allez vers la lenteur et le mouvement progressif. Oubliez les cours de gymnastique volontaire réalisés à un rythme rapide dans toute l'amplitude des mouvements. Même si cela vous déplaît, vous quittez la catégorie senior pour entrer chez les vétérans !

Vos muscles et vos articulations ont droit au respect dû à votre âge. Ne les maltraitez pas. Ils ne vous le pardonneront pas. Préférez le Taï chi chuan ou le Qi gong qui permettent à chacun de s'entraîner selon ses capacités.

L'asymétrie du pas

Je n'ai jamais vu autant de boiteux et de boiteuses dans les rues. J'appelle boiteux une personne qui a une asymétrie dans sa marche.

Les jeunes parents consultent dès qu'ils voient le moindre défaut dans la démarche de leur enfant. Ils consultent parfois même quand il n'y a aucun défaut, juste pour être rassurés.

Ces jeunes parents devraient faire attention à la démarche de leurs propres parents. Les irrégularités de la marche sont encore plus visibles. C'est une bonne chose de mettre une talonnette ou une semelle de correction pour éviter que l'enfant devenu adulte vieillisse de travers. Il est bon de vérifier l'attitude des plus anciens et de réaliser les corrections et adaptations nécessaires au niveau des pieds pour rétablir l'harmonie de la marche et la régularité des pas.

- De quel côté penchez-vous ?

Marchez sur un sol plat. Votre tête doit osciller une fois à droite, une fois à gauche de manière symétrique. N'avez-vous pas tendance à partir plus facilement d'un côté que de l'autre ? N'avez-vous pas l'impression que vous marchez très légèrement penché ? N'y a-t-il pas un côté vers lequel vous ne penchez jamais ?

Les articulations sont plus usées d'un côté que de l'autre. L'usure peut être plus marquée au niveau d'un genou, d'une hanche, des lombaires ou du dos. Pendant les dix ou vingt ans qui vont venir, vous allez encore perdre quelques centimètres.

Il faut rééquilibrer votre démarche car les choses vont aller en s'aggravant. Votre médecin, votre kinésithérapeute et votre podologue doivent réfléchir « ensemble », chacun avec ses connaissances, pour préserver vos articulations et apporter les corrections utiles.

- Quelles longueurs ont vos pas ?

Vous marchez une fois avec la jambe droite, une fois avec la jambe gauche. Vos deux pas ont-ils la même longueur ? Il faut mesurer.

Marchez sur une plage, sur la terre ou en tout lieu où vous pouvez laisser des empreintes. Marchez à votre pas normal, à vitesse rapide, sur une quinzaine de mètres. Puis mesurez la distance qui sépare l'empreinte de votre talon droit à l'empreinte droite qui la précède. Prenez deux ou trois mesures pour confirmer le résultat. Faites de même du côté gauche.

Si les mesures sont égales. Votre pas est symétrique. S'il existe une différence entre les deux chiffres, vos pas sont inégaux. Vous avez encore perdu quelque chose ! Votre pas postérieur. C'est arrivé comme ça, un matin sans même que vous vous en rendiez compte !

En réalité, cela fait des années que vous avec vécu en serrant le frein d'un côté plus que d'un autre. Vous avez fait cela toute seule, car les femmes plus souvent que les hommes ont limité leur pas postérieur.

Rappelez-vous ! Quand vous étiez assise, n'aviez-vous pas pour habitude de croiser les jambes l'une par-dessus l'autre ? N'était-ce pas toujours la même jambe que vous placiez au-dessus l'autre ? Contrôlez maintenant. N'est-ce pas celle dont le pas est le plus court ?

Pas d'erreur. Vous avez raccourci un côté plus que l'autre. Votre hanche a perdu ses possibilités d'étirement. Vous avez ajouté un frein là où il n'y en avait pas.

Sans doute pouvez-vous récupérer une part de cette boiterie par des mouvements appropriés. Mais je ne vous connais pas. Je connais la fragilité des hanches et du bas du dos à votre âge. Plutôt que de vous proposer des exercices qui pourraient vous aggraver au lieu de vous améliorer, je préfère que vous alliez consulter votre médecin et votre spécialiste du mouvement, encore une fois, votre kinésithérapeute !

« *Vous croyez qu'il fait des formules d'abonnement car à vous entendre, j'irai le voir chaque mois désormais ?* »

Trois mouvements clés

Matériel nécessaire : un bon livre, une table, un sol.

Étirements des membres inférieurs

Debout devant une table.

Posez un pied à plat sur la table, genou fléchi.

L'autre jambe est tendue au sol.

Redressez le dos.

Levez et baissez les bras tendus au-dessus de la tête.

Répétez une minute.

Alternez ensuite avec l'autre pied sur la table.

Variante 1, si vous avez entretenu vos hanches.

Debout devant une table.

Posez la jambe sur la table, genou tendu, orteils redressés, pointe de pied vers vous.

L'autre jambe est tendue au sol.

Redressez le dos.

Levez et baissez les bras tendus au-dessus de la tête.

Répétez une minute.

Alternez ensuite avec l'autre jambe sur la table.

Variante 2, si vous n'avez pas entretenu vos hanches.

Posez un pied à plat sur une chaise, genou fléchi.

L'autre jambe est tendue au sol.

Redressez le dos.

Levez et baissez les bras tendus au-dessus de la tête.

Répétez une minute.

Alternez ensuite avec l'autre pied sur la table.

Assouplissement des hanches

Assis au sol sur un bon livre.

Un bon livre, c'est un livre suffisamment haut pour que vous puissiez vous asseoir dessus sans arrondir le bas de votre dos.

Mettez les deux pieds au contact l'un de l'autre.

Placez vos mains sur vos genoux.

Ouvrez vos hanches en vous aidant des mains.

Répétez une minute.

Variante :

Assis au sol sur un bon livre.

Les deux pieds au contact l'un de l'autre.

Les mains sur les genoux.

Les hanches ouvertes.

En levant une fesse, basculez l'ensemble du corps d'un côté pour emmener votre genou au contact du sol.

Alternez à droite et à gauche.

Répétez une minute.

Torsions au sol

Sur le dos.

Genoux pliés, pieds à plat au sol.

La tête sur un bon livre.

Un bon livre, c'est un livre suffisamment haut pour que vous puissiez voir vos genoux.

Les bras libres à côté du corps.

Niveau 1

Laissez descendre les deux genoux collés d'un côté.

J'ai écrit : « les genoux collés » !

Alternez à droite et à gauche.

Répétez une minute.

Niveau 2

Croisez un genou par-dessus l'autre, le plus haut possible.

Laissez descendre les deux genoux croisés d'un côté.

Alternez à droite et à gauche.

Répétez une minute.

Inversez le croisement des genoux.

Refaites le mouvement.

Vous avez gagné une minute d'exercice supplémentaire !

Niveau 3 - Identique au niveau 2.

Les bras sont placés en « V » sur le sol au niveau de la tête.

Alternez à droite et à gauche.

Répétez une minute.

Si vos épaules ne veulent pas faire le mouvement, allez voir votre kinésithérapeute. Bientôt vous ne pourrez plus lever les bras.

Niveau 4 - Identique au niveau 3.

Quand les genoux regardent à droite, la tête regarde à gauche.

Quand les genoux regardent à gauche, la tête regarde à droite.

Si la tête ne veut pas faire le mouvement, faites une prière, je n'ai rien d'autre à vous proposer !

Nota bene : Dans le mouvement naturel, les genoux viennent au sol à droite et à gauche à chaque niveau.

Ce que vous pouvez faire pour vous-même de soixante-dix à quatre-vingts ans

Vous avez toujours dix-huit ans dans votre tête. Vous me surprenez chaque fois que je vous rencontre. Vous avez vécu trois quarts de siècle. Vous êtes toujours aussi jeune. Quand j'entends votre voix au téléphone, vous avez toujours vingt ans. Quelle jeunesse !

Vous parlez du passé comme si c'était hier. Vous n'êtes pas vieille. Vous n'êtes pas vieux. Vous êtes simplement un peu avancé en âge.

Ce qui est bon pour vous

Passez aux trente-cinq heures, c'est-à-dire trente-cinq heures de repos par semaine.

Être actif un jour sur deux. Se reposer le samedi et le dimanche. Voilà le rythme idéal.

Être actif, c'est-à-dire continuer de faire tout ce que vous avez toujours fait et que vous êtes capable de faire.

Évidemment, si vous avez choisi de garder des responsabilités, ne vous arrêtez surtout pas. Le corps marche. La tête suit. De nombreuses entreprises recherchent les personnes de votre expérience. Vous avez tant à transmettre. Aménagez votre programme en fonction d'un rythme adapté à votre âge.

Si vous gérez une entreprise, déléguez toutes les responsabilités qui vous ennuient. Vous n'avez plus l'âge des stress, des discussions vives, des contrariétés. Laissez cela aux jeunes. Ils sont dans le feu de l'action. À vous de proposer les solutions dictées par votre expérience. À eux de résoudre les problèmes.

Si vous gérez une maison avec beaucoup de monde autour, déléguez toutes les tâches physiquement pénibles. Vous avez l'âge de vos artères. Comme le reste de votre corps, elles ont perdu leur souplesse. Elles sont également rétrécies. Ce serait tout de même dommage de quitter l'histoire pour un tuyau bouché !

Préparez l'avenir. À quarante ans, quand je demande à un homme ou à une femme de s'imaginer quarante ans plus tard, la réponse est toujours la même : « Mais je ne serai plus là. À quoi sert-il de préparer un avenir que je ne verrai pas ? » À soixante-dix ans, si je vous propose de vous imaginer dans vingt ou trente ans, la réponse est encore la même : « Mais je ne serai plus là. À quoi sert-il de préparer un avenir que je ne verrai pas ? »

Pourtant l'espérance de vie s'allonge chaque année. Tous ceux dont le rôle est de prévoir l'avenir de notre petite humanité parient sur le doublement, voir le triplement du nombre de centenaires. On est donc obligé de croire que certains d'entre nous seront encore là dans vingt ou trente ans.

Si vous êtes toujours là, pensez que vous vous lèverez tous les jours, que vous mangerez tous les jours, que vous vivrez tous les jours. Autant entretenir le corps en prévision de cet avenir possible.

Faites un rodage articulaire chaque matin. Voyez dans les exercices proposés comment bien réveiller votre corps chaque jour.

Aimez-vous

« Tu m'aimes combien ?

— Beaucoup.

— C'est combien beaucoup ?

— Quatre-vingts ans ! »

Le dernier record à battre est de quatre-vingts ans de mariage, détenu par un couple anglais de cent cinq et cent ans ! Il n'y a pas de limite à l'amour !

Il est temps que vous appliquiez ce précepte :

« *Aime-toi toi-même, après tu pourras aimer les autres !* »

Si vous êtes en couple, soyez attentionné l'un à l'autre.

Si vous êtes seul ou seule, faites chaque jour quelque chose qui vous fasse plaisir.

La génération des vingt à quarante ans tente désespérément de trouver un équilibre amoureux. Certains y parviennent. D'autres pas. Votre génération a vécu cet amour.

Vous transmettez vos sicavs, vos obligations, votre maison, vos meubles. Vous avez mis une vie entière à accumuler des biens matériels en quantité suffisante pour garantir l'avenir et la transmission de votre patrimoine. Vos enfants et vos petits-enfants sont admiratifs... après votre décès, quand ils découvrent ce que vous avez réussi à économiser dans le seul but de leur donner.

Pourtant une chose manque dans la succession.

« Mamie et Papi, comment avez-vous fait pour rester unis de si longues années et avoir toujours le regard amoureux après quarante à cinquante ans passés ensemble ? »

Vos petits-enfants s'essayent à l'amour comme ils essaient un pull-over. « On l'essaie d'abord et si ça ne marche pas, on le remet en rayon ! » Ils ne savent pas que votre couple est passé par toutes les étapes, de l'amour au désamour, en fonction des jours, des mois ou des années. Ils ne savent pas que l'amour dans un couple, c'est vraiment « plus qu'hier, moins que demain ».

La presse écrite, les médias radio et télévisés font l'événement de chaque séparation, chaque divorce, chaque erreur des couples de stars qui sont en avant de la scène. Pour cent exemples de rupture, il y a un seul exemple d'amour dans la durée.

Pas étonnant que la jeune génération ne parvienne pas à se faire une image positive de l'amour à long terme ! Pour vivre heureux, vivons cachés. D'accord ! Mais à trop cacher les amours qui existent, nos enfants et petits-enfants croient que l'amour est un rêve possible uniquement dans les films, les séries télévisées et les romans.

Maintenant que vous n'avez plus rien à cacher, transmettez intégralement votre patrimoine. Il n'y a pas d'impôt de succession sur l'amour. Vous en êtes les plus grands propriétaires. Les années passées ensemble sont votre richesse. Transmettez le message aux générations à venir. L'amour est la condition du bonheur et de la longévité. Parlez-en autour de vous !

Ce qui est mauvais pour vous

Une alimentation déséquilibrée

Chaque jour, votre corps a besoin de vitamines, d'oligo-éléments, d'oméga 3 et de divers nutriments nécessaires à sa vie.

> *Pour favoriser un vieillissement de qualité et éviter la fabrication de radicaux libres – les radicaux libres ne sont pas un parti politique mais des cellules facteurs de vieillissement –, vous devez prendre chaque jour dans l'ordre : de la vitamine A, de la vitamine C, de la vitamine E, de la vitamine B et de la vitamine D. Vous devez ajouter des oligo-éléments, sélénium, cuivre, zinc, silicium et fer. Prenez en plus des minéraux, calcium, magnésium, soufre et manganèse. Il est bon de ne pas oublier les acides gras oméga 3. N'oubliez pas enfin la super oxyde dismutase, les acides aminés et les flavonoides... Désolé, j'en ai peut-être oublié.*
>
> *Faites attention à ne pas prendre le zinc en même temps que vous consommez du pain complet ou du soja, cela*

réduit son absorption. Attention encore au sélénium. Pour une efficacité maximale, il faut le prendre avec la vitamine C !

Achetez un exemplaire du « Petit Chimiste illustré » en vente dans toutes les bonnes pharmacies et préparez votre cocktail !

Des pilules, encore des pilules ! Vous prenez déjà des pilules contre l'angoisse de vivre, contre la peur de mourir, pour prévenir la maladie que vous n'avez pas encore, pour éviter d'aggraver celle que vous avez peut-être. Il n'y a plus qu'à ajouter les pilules pour compléter vos apports alimentaires et tout ira bien.

C'est d'ailleurs à la mode. Vous mangez ce que vous voulez quand vous le voulez. C'est sans importance puisque vous équilibrez votre alimentation avec des pilules de toutes sortes et de toutes couleurs... Et vous militez pour une vie naturelle ?

Savez-vous qu'une alimentation équilibrée peut apporter les éléments essentiels dont votre corps a besoin ? Vous mangez peu en quantité. Il faut varier votre alimentation pour apporter le nécessaire.

Manger du poisson, plus que de la viande, de la viande blanche plus que de la viande rouge, est un principe obligatoire. Si possible remplacez « tout ce qui marche et tout ce qui court par tout ce qui vole et tout ce qui nage ».

Votre corps a également de besoin de fruits et de légumes différents chaque jour. Variez les plaisirs en fonction des saisons. N'oubliez pas fromages et laitages.

Faut-il le répéter, buvez en quantité suffisante, c'est-à-dire au moins un litre et demi chaque jour.

Les efforts

Les efforts ne sont plus de votre âge. Oubliez la tronçonneuse et la débroussailleuse. Ce ne sont plus des outils pour vous. Vous allez définitivement y laisser vos épaules. Bientôt vous ne pourrez même plus vous raser car les bras ne monteront pas plus haut que votre sternum.

Faites repeindre vos plafonds au lieu d'essayer de mourir en levant les bras et la tête debout sur un escabeau. Demain votre cou sera définitivement bloqué.

Surtout, évitez d'aider au déménagement de vos enfants ou petits-enfants. S'ils vous demandent de venir, c'est uniquement parce que vous disposez du véhicule idéal pour transporter leurs affaires. Ce n'est pas pour déplacer les meubles. Demain vous ne pourrez plus plier votre dos !

Décidez-vous à être vieux. Car la première condition pour vieillir, c'est d'être vieux ou vieille. Confiez le travail que vous ne pouvez pas faire à un jeune. Vous resterez plus longtemps en forme.

Trois mouvements clés

Matériel nécessaire : un lit, une chaise, un escalier, un sol.

Étirez-vous dès le réveil

Prenez le temps dans les trois premières minutes de votre lever de vous étirer. Étirez-vous d'abord dans votre lit. Votre colonne vertébrale est déchargée du poids de votre corps. Les articulations sont libres.

Allongé sur le dos, remuez vos orteils pendant quelques secondes.

Faites fonctionner vos chevilles sept à huit fois.

Allongez le genou au maximum et étirez la pointe du pied vers vous.

Pliez un genou, puis l'autre.

Répétez plusieurs fois.

Prenez un genou dans vos bras.

Amenez-le vers la poitrine.

Allongez l'autre genou au maximum.

Faites trois fois ce mouvement.

Recommencez de l'autre côté.

Levez les bras devant les yeux.

Étirez-les.

Amenez la main droite sur l'épaule droite, la main gauche sur l'épaule gauche.

Fermez les poings.

Étirez-vous.

Dans ce mouvement, respirez très lentement et profondément.

Bâillez.

Bâillez encore !

Vous avez encore envie de dormir ?

Fermez les yeux.

Décidez de refaire un petit somme.

Qu'est-ce qui vous oblige à vous lever maintenant ?

Étirements du dos en assis

Assis sur une chaise.

L'arrière des fesses légèrement soulevé.

Le dos décollé du dossier.

Placez vos bras tendus devant vous à hauteur des yeux.

Baissez les épaules.

Ne baissez pas les bras.

Baissez les épaules en laissant vos bras levés.

Levez les bras tendus le plus haut possible, mains tombantes, sans avancer la tête.

Répétez une minute.

Variante

Assis sur une chaise.

L'arrière des fesses légèrement soulevé.

Le dos décollé du dossier.

Placez vos bras tendus de côté dans le prolongement des épaules.

Baissez les épaules.

Ne baissez pas les bras.

Baissez les épaules en même temps que vos bras sont levés.

Levez les bras tendus, par le côté, le plus haut possible, mains tombantes, sans avancer la tête.

Répétez une minute.

Du quadriceps !

Niveau 1

Debout en bas de l'escalier.

Posez un pied, sans le talon, sur une marche.

Placez votre genou tourné vers l'extérieur.

Montez la marche.

Répétez de marche en marche en gardant le genou à l'extérieur.

Niveau 2

Debout en haut de l'escalier.

(Il faut bien que je vous apprenne à le descendre maintenant que vous êtes en haut).

Posez la pointe du pied sur une marche.

Placez votre genou tourné vers l'extérieur.

Descendez la marche.

Répétez de marche en marche en gardant le genou à l'extérieur.

Quand vous montez et descendez un escalier en laissant votre genou tourné à l'intérieur, vous utilisez des muscles qui ne sont pas capables de vous soulever jusqu'à la marche suivante. Vous devez alors plier le tronc en avant. Avec les années, vous aurez besoin d'une rampe ou d'une canne. Bientôt vous n'aurez plus de muscles disponibles pour vous redresser.

Prenez l'habitude de monter tous les escaliers genoux à l'extérieur. Vous pourrez monter et descendre chaque jour de votre vie.

Ce que vous pouvez faire pour vous-même de quatre-vingts à quatre-vingt-dix ans

Cela fait longtemps que vous avez découvert le secret du bonheur : « Aller vers la simplicité ». Simplicité dans les relations avec les autres, simplicité dans la vie quotidienne, simplicité dans le geste.

La recette du bien vieillir tient en peu de chose :

- peu de chose dans l'assiette,
- peu de chose dans l'action,
- peu de mouvement.

Ce qui est bon pour vous

Passez aux quarante heures, c'est-à-dire quarante heures de repos par semaine. Surtout n'arrêtez rien de ce que vous faisiez hier. Faites-le simplement à votre rythme.

Deux ou trois conseils pour accompagner votre quotidien.

Achetez un bon fauteuil, quittez-le souvent. Un bon fauteuil, c'est un fauteuil où vous êtes bien. Un bon fauteuil, c'est un fauteuil où vous pouvez vous asseoir sans difficulté. Un bon fauteuil, c'est un fauteuil dont vous pouvez vous relever aisément.

Vous ne voulez pas quitter le vieux cuir avec lequel vous avez fait votre vie ? Pourtant vous avez de la difficulté à en sortir. Il suffit de le surélever de sept à dix centimètres. Une brique ou une cale de bois sous chaque pied et vous pourrez de nouveau retrouver le confort d'il y a vingt ans.

Le dossier s'est éloigné de vous ? Ajoutez un coussin dans votre dos qui épouse sa forme depuis les fesses jusqu'à la tête.

Vous souhaitez acheter du neuf ? Choissez un fauteuil qui accompagne vos mouvements. Quand vous vous installez dedans, il bascule légèrement en arrière pour accueillir votre dos et vous offre un vrai repose-tête. Quand vous vous relevez, il aide votre mouvement en relevant l'assise.

Donnez-vous du confort dans le quotidien. Certains vieux de quarante à cinquante ans achètent des lits électriques aux positions multiples. Ils perdent rapidement les muscles qui servent à se relever et à s'allonger. Vous avez maintenant besoin de ces aides. Un lit électrique vous aide à vous coucher le soir quand votre dos est fatigué et à vous relever le matin sans effort quand vos muscles ne sont pas encore réveillés. Si vous le pouvez, adoptez cet outil.

De même, vous pouvez également équiper votre baignoire d'une porte pour pouvoir y entrer et en sortir avec facilité. De nombreuses aides accompagnent les personnes handicapées au cours de leur vie. Certaines vous seraient particulièrement utiles, par exemple pour ramasser un objet au sol, ouvrir une boîte de conserve ou déplacer une plante. Parcourez les catalogues et voyez ce dont vous avez besoin.

Prenez une canne. Le matin au réveil, pendant la première heure de votre journée votre corps bouge difficilement. Le soir au coucher, pendant la dernière heure de votre journée, vous ressentez de la fatigue. Vous ne voulez pas le reconnaître, mais vous sentez des déséquilibres.

Le risque de chute est important à votre âge. Pourquoi ne pas prendre une canne ? C'est toujours mieux que de tomber !

Effectivement les cannes, c'est pour les vieux. Et alors, vous êtes vieux ! Prenez attention à vous. Si votre pas est alerte, vous pourrez vous en dispenser en cours de journée.

Conseil d'ami : prenez une canne dès que vous vous déplacez dans une foule ou un lieu fréquenté. Vous constaterez que les jeunes feront beaucoup plus attention à vous.

Penser et apprendre

Autant que votre corps ait quelque chose de bon à manger tous les jours.

Autant que votre cerveau ait aussi quelque chose de bon à penser tous les jours.

Vieillir n'est pas devenir invalide du cerveau. Nombreux sont les anciens qui poursuivent une quête intellectuelle jusqu'à leur dernier jour.

À quatre-vingt-dix ans, vous pouvez toujours vous étonner en apprenant chaque jour quelque chose de nouveau. Vous pouvez toujours étonner les autres. L'humour, l'amour et le rêve sont les meilleures manières de maintenir votre pensée en action. Il n'y a pas de limites au fonctionnement du cerveau.

Ce qui est mauvais pour vous

L'immobilisme est l'ennemi qui vous guette. Moins vous en faites, moins vous en ferez. Chaque mouvement est une action qui entretient vos muscles, vos articulations et l'ensemble des fonctions de votre organisme. Ne restez pas plusieurs heures de suite dans un fauteuil ou sur votre chaise. Continuez de faire par vous-même tout ce que vous pouvez faire. Ayez toujours quelque chose à faire chaque jour pour vous ou pour un autre. C'est un gage de longue vie.

Porter des charges : vous ne devez plus faire d'efforts ! Vous ne devez plus porter de charges lourdes. Si vous voulez vieillir, il faut d'abord rester en vie. Dès que vous ressentez une fatigue pendant une activité quelconque, arrêtez et reposez-vous. Votre cœur le demande. Reportez à demain ce que vous deviez faire aujourd'hui et demandez à plus jeune de faire ce que vous ne vous sentez plus capable de réaliser seul.

L'absence de soleil vous fragilise. Quand on vieillit, on a tendance à ne plus sortir de chez soi. La chaleur du soleil est désagréable. Elle est dangereuse pour les vaisseaux de la tête qui risquent de rompre. Alors vous ne sortez plus de chez vous et vous évitez le soleil. Pourtant vous en avez besoin. Pour conserver des os solides, vous devez absolument continuer de fabriquer de la vitamine D. En hiver, vous pouvez compenser le manque en prenant des gélules. Mais en continuant ainsi, vous ne serez bientôt plus nourri que de gélules ! Vous pouvez également la fabriquer à partir du soleil. Il suffit d'exposer vos mains, vos avant-bras et votre visage deux ou trois fois par semaine pendant cinq minutes. C'est peu mais c'est important pour garder des os solides. Ne l'oubliez pas !

Trois mouvements clés

Matériel nécessaire : une chaise, une rue ou un lieu de promenade.

S'asseoir et se relever

Se lever

Prenez appui avec vos mains sur les accoudoirs du fauteuil.

Penchez le corps vers l'avant.

Placez vos pieds le plus reculé possible.

Poussez en même temps avec les bras et les jambes.

Mettez-vous debout.

Marchez.

Variante s'il n'y a pas d'accoudoir.

Prenez appui avec vos mains sur les genoux.

Penchez le corps vers l'avant.

Placez vos pieds le plus reculé possible.

Poussez en même temps avec les bras et les jambes.

Mettez-vous debout.

Marchez.

S'asseoir

Approchez-vous de votre fauteuil.

Mettez-vous en arrière, les pieds le plus près possible du fauteuil.

Penchez le corps vers l'avant.

Prenez appui avec vos mains sur les accoudoirs du fauteuil.

Pliez en même temps les bras et les jambes.

Asseyez-vous.

Marcher

Chaussez-vous avec une chaussure ou un chausson qui maintient l'avant et l'arrière de votre pied.

Prenez une canne en cas de déséquilibre.

Sortez de chez vous dès que vous en avez l'occasion.

Prévoyez un endroit pour vous asseoir à mi-parcours en cas de besoin.

Marchez souvent et régulièrement.

Vous étirer plusieurs fois par jour

Répétez ces mouvements plusieurs fois par jour pendant une minute.

Assis

Ouvrez et fermez les mains.

Allongez et pliez les orteils.

Bougez les poignets.

Bougez les chevilles.

Allongez et pliez les coudes.

Allongez et pliez les genoux.

Décollez et reposez les pieds du sol.

Levez et abaissez les bras tendus devant vous.

Debout

Posez les mains à plat devant vous sur une table, paumes vers le haut, puis paumes vers le bas.

Appuyez le poids de votre corps sur l'avant de vos pieds, puis sur les talons.

La main droite sur la table, placez la main gauche sur l'épaule droite.

La main gauche sur la table, placez la main droite sur l'épaule gauche.

Les deux mains sur la table, décollez et reposez le pied droit du sol.

Les deux mains sur la table, décollez et reposez le pied gauche du sol.

Mettez-vous à côté de la table, une main sur la table.

Du côté libre, balancez le bras d'avant en arrière comme si vous marchiez.

Tournez-vous et répétez de l'autre côté.

Mettez-vous à côté de la table, une main sur la table.

Du côté libre, balancez la jambe d'avant en arrière comme si vous marchiez.

Tournez-vous et répétez de l'autre côté.

Ce que vous pouvez faire pour vous-même de quatre-vingt-dix à cent ans et plus

Vivre !

et laissez les autres faire le nécessaire

à votre place.

« La mort, c'est comme un oiseau qui s'éloigne vers l'horizon.
Il y a un moment où il disparaît.
Mais ce n'est pas parce qu'on ne le voit plus qu'il n'existe plus. »

Marie de Hennezel, *La Mort Intime*

Chapitre 17.

Prenez attention ! Tâchez d'être heureux.

Conclusion

Pour rester en forme naturellement de vingt à cent ans et plus, il faut :

- une colonne vertébrale entretenue,
- un jeu correct entre les articulations,
- des muscles sains,
- un sang qui circule partout.

La colonne vertébrale est le chemin de toute chose à travers le corps. La moelle épinière occupe le centre de votre colonne vertébrale. Elle en épouse la forme, relie les extrémités du corps au cerveau. Tout passe par elle. C'est l'autoroute de l'information. Elle assure la conduction des informations motrices depuis le cerveau vers les muscles et les différents organes. Elle remonte au cerveau les données qui proviennent de tout le corps.

L'information reçue et transmise par la moelle épinière, c'est l'ADSL à grand débit. Les temps de transit de l'information sont d'une rapidité stupéfiante.

Le sang participe aussi à cette fonction. Le cerveau analyse la composition du sang et ordonne la variation de tel ou tel de ses composants.

Le sang, c'est le facteur qui vient déposer le courrier et prendre les lettres que vous voulez adresser.

Vous imaginez le cerveau défaillant avec les années. Ce n'est pas vrai. Le cerveau a une mémoire vive phénoménale et un disque dur illimité. Ceci lui permet de répondre à toutes les questions posées. Ce que nos ordinateurs ne font pas.

Croyez-vous que si vous pliez votre carte matricielle en deux, l'information passera de la même manière ? Non, bien sûr. C'est pourtant ce que vous faites avec votre colonne. Depuis votre plus jeune âge vous l'avez négligée. Non seulement elle est tassée, mais souvent on retrouve une cassure en bas, là où cinquante ans plus tôt vous aviez une superbe cambrure.

Ne pensez-vous pas que si la moelle épinière est aussi tassée et déformée que votre colonne, elle transmettra des informations erronées ? Elle « buggera » et vous aussi par la même occasion, et un jour elle plantera sans pouvoir redémarrer !

Vous pouvez toujours rouler dans une superbe décapotable, une luxueuse limousine, avoir quatre roues motrices, un V8, un ABS, un ETC ou toutes les autres aides à la conduite.

Si la route est coupée en son centre, s'il n'y a aucune déviation, vous en faites quoi de votre bagnole ?

Donc, avant toute chose, on entretient la route, et dès aujourd'hui on commence les travaux de restauration.

Au fait, où vous conduit-elle cette route ? Vous avez un road-book, un chemin à suivre, un lieu précis à atteindre ?

Le secret d'un bon vieillissement est d'avoir à chaque âge, un but, une motivation, une envie de vivre quelque chose ?

Ayez toujours, caché dans votre tête, un projet professionnel ou personnel, une idée de voyage possible, une rencontre à faire, un changement à apporter à votre quotidien.

Surprenez-vous et surprenez les autres. Sortez de ce train-train quotidien ennuyeux et vous vivrez longtemps en accord avec vous-même, avec les autres et avec la vie !

Soyez heureux.

« Tout ce que j'ai produit avant l'âge de soixante ans ne vaut pas la peine d'être compté.

C'est à l'âge de soixante-treize ans que j'ai compris à peu près la structure de la nature vraie... les arbres, les herbes, les animaux, les poissons, les insectes.

Et par conséquent, à l'âge de quatre-vingts ans, j'aurai fait encore plus de progrès...

À l'âge de quatre-vingt-dix ans, je pénètrerai le mystère des choses.

À cent ans, je serai vraiment parvenu à un degré de merveilles.

Et quand j'aurai cent dix ans, chez moi, soit un point, soit une ligne, tout sera vivant. »

Katsushika Hokusai

Ludwig van Beethoven (Symphonie n° 9 et concertos pour violons),

Chopin (Les Préludes),

Mozart (La Flûte Enchantée),

Ravin & David Visan (Buddha Bar I à VII, Chill out in Paris, Siddharta),

Eric Clapton (Unplugged, Blues concert),

Canned Heat (On the road again),

Dire Straits (Brother in arms, Communique),

The Blues Brothers, Jerry Lee Lewis, John Lee Hooker, Janis Joplin, Led Zeppelin, Lightnin'Hopkin, Michel Petrucciani et Johnny Hallyday,

m'ont accompagné tout au long de ces pages.

J'ai une pensée particulière pour toutes les femmes et les hommes qui m'ont confié leur corps depuis trente ans. Une autre pensée vient immédiatement pour toutes celles et ceux que, partout dans mon voisinage ou durant mes voyages, j'ai observé, détaillé, parfois avec intensité, pour comprendre leur attitude et les effets du temps sur leur corps.

Je n'oublie pas l'ensemble de mes élèves qui, au cours de mes enseignements, ont subi de façon directe une observation critique de leur attitude.

Michèle Bourel, 79 ans
Cécile, 77 ans, et Albert Fouré, 78 ans
Claude Anne, 74 ans
Marie-Thérèse, 69 ans, et André Hamon, 74 ans
Annie, 64 ans, et Robert Grenier, 65 ans
Abdou Meziane, 60 ans
Annette, 59 ans, et Jean Claude Hocquet, 52 ans
Roselyne Sauvat, 59 ans
Jean-Jacques Magnies, 56 ans
Murielle, 52 ans, et Jean-Brice Cazals, 52 ans
Pascale Robinot, 46 ans, et Alain Crozet, 56 ans
Paul-Olivier Rault, 48 ans
Annie, 44 ans, et Jean-Paul Querne, 45 ans
Aude, 40 ans, et Paul Lavollée, 50 ans
Nathalie, 38 ans, et Yvan Durville, 41 ans
Soumaya, 36 ans, et Roshdie Balkouti, 40 ans
Ali Seggaoui, 30 ans environ !
Hélène Berthelot-Lebrun, 23 ans, et Yann Laboute, 28 ans
William Massiot, 24 ans
Aurore, 23 ans, et Claire Berthelot, 20 ans

ont été les premiers à relire et corriger cet ouvrage. Toutes et tous m'ont apporté des remarques et des suggestions utiles. Je les remercie.

Je reprends ici les paroles des seniors du groupe.

Michèle constate avec humour « *la perte de dix centimètres, mais pas de dix kilos !* ».

Albert nous donne l'exemple d'un vieillissement heureux et en pleine forme : « *Aujourd'hui, 14 juillet, le 77e de ma vie, je suis comme un privilégié. Le ciel est bleu. Il fait très beau. J'ai fait un footing au bord d'une mer caressante à 20°, suivi d'un bain toute saison. Le bonheur !* »

Marie-Thérèse et André m'ont écrit : « *Vous donnez également une certaine place au sexe. Vous avez certainement raison. Avoir fait l'amour tant de fois ensemble – n'ayons pas peur des mots, avec plaisir, ne le renions pas –, est une véritable révélation.* »

Longue vie à leur amour et à tous les amours du monde.

Je dois un remerciement particulier à Hélène qui, avec attention et précision, a su relever à chaque ligne de sa lecture, les fautes de frappes, les fautes de grammaire ou d'orthographe.

Yann, tu as été le premier à découvrir le bonheur que j'ai eu à écrire cet ouvrage. Sois heureux toi aussi !

Merci enfin à Ali, Touareg du 30e parallèle, qui a lu le manuscrit à la lueur d'une lampe frontale, sous la tente en plein désert. Longue vie à toi et aux tiens !

Marie Berthelot-Lebrun, 45 ans, a relu, corrigé, critiqué et m'a aimé tout au long de ce parcours.

Edouard Berthelot-Lebrun, 52 ans

octobre 2004 – juin 2006

Essaouira, « Riad al Zahia »,
Marrakech, « Les Jardins de Majorelle », « Dar Toubib »,
Adrouine, Sahara occidental, parmi les Touaregs,
Sidi Bou Saïd, « Dar Saïd »,
Hédé, « chambre de Claire »,
Lille, Bourg-en-Bresse, Le Grand Bornand, Bordeaux,
Perpignan, Paris, Brest, Le Val André.

www.enforme-naturellement.com

Geneviève MANENT

La relaxation au quotidien

L'art du bien-être

3e édition revue et augmentée

Si le côté pile du monde vous dit : " À chaque jour suffit sa peine ", faites volte-face et transformez :

" À chaque jour ses émerveillements,

À chaque jour le plaisir de nouvelles expériences, la simplicité d'être, la joie de respirer...

Chaque matin, ou chaque soir nous pouvons nous ouvrir à la qualité de l'instant. "

Geneviève Manent conçoit la relaxation comme un véritable art de vivre au quotidien, alliant humour et tonus, et un outil d'évolution personnelle, accessible à tous, de 7 à 107 ans.

Ce livre, reflet de vingt ans d'expérience, vous propose d'entrer dans une étonnante dynamique de détente et de bien–être, des réflexes de bonheur, un regard émerveillé sur la vie, et une source de créativité.

Au fil des chapitres vous sont proposés :

- un " point de vue " qui suscitera une prise de conscience
- des exercices pratiques
- 28 relaxations à expérimenter
- des textes, humoristiques ou poétiques, des contes métaphoriques, des photos inspirantes
- une bibliographie

Vous voici donc convié à accomplir votre parcours de relaxation, à en choisir les étapes, selon votre état, votre humeur et vos rêves du moment. Dissolvez vos peurs, et renouez avec la légèreté de l'être et la joie de vivre.

***Geneviève MANENT** est formatrice en relaxation et thérapeute depuis plus de 20 ans. Elle a écrit plusieurs ouvrages, notamment* L'Enfant et la Relaxation *(éd. Le Souffle d'Or), bien connu des enseignants et éducateurs.*

Christian HIÉRONIMUS

Le toucher, un art de la relation

Nos mains, pleines de ce grand mystère, peuvent à leur tour prendre soin de ces sculptures malléables que sont nos corps, en réactualisant la sensation de leur origine, rassurant nos secrets d'humains enfouis dans nos chairs. Partir de soi vers l'autre. Partir du connu pour le méconnu. Nos mains sont capables de ce voyage vers l'essentiel, de s'ouvrir à ce possible qu'est l'Autre.

Le toucher permet de s'ouvrir à sa véritable nature, à son identité profonde. Il favorise, au delà des techniques et du savoir-faire, et grâce au langage du corps, la reconnaissance d'un besoin fondamental de contact au monde et donc un véritable " retour à soi ", l'accès à la vraie liberté.

Le chemin de la connaissance de soi, de notre dimension intérieure et spirituelle, passe immanquablement par le corps car c'est lui qui incarne ce que nous découvrons de nous-mêmes !

En touchant et en étant touché, nous nous autorisons à aimer notre propre corps, qui devient alors " un compagnon de route attentif, qui nous réconcilie à ce que nous sommes ".

***Christian HIÉRONIMUS**, formateur en relations humaines et spécialiste en techniques du toucher, pratique et enseigne le massage.*

Christine Sarah CARSTENSEN

Votre cerveau vous fait-il grossir ?

9 clés psychocorporelles pour votre poids idéal

Pourquoi malgré tous vos efforts les kilos reviennent toujours ? Voulez-vous sortir du cycle infernal “ je perds, je reprends ” ? Voulez-vous mincir autrement ?

La prise de poids n’est pas due au hasard. Elle provient souvent d’un choc émotionnel.

Trois bonnes nouvelles : la première, il est possible d’en finir avec la restriction pour s’orienter vers le plaisir de manger “ normalement ”. La deuxième, si votre cerveau a su écrire un programme grossir, il sait écrire un nouveau programme mincir. La troisième, la perte de poids progressive est durable.

L’auteur fonde sa pratique sur les “ neuf clés du portail minceur ” (clé de l’abandon, de l’autorité, de la peur de la pénurie, de la protection, du vide, de la peur, de l’exil, du rejet d’une partie de son corps, du stress de la silhouette). A partir de ses recherches et de son expérience issues du bio-décodage, de la psychogénéalogie, de la PNL, des principes actifs des contes, elle propose une approche cohérente et pragmatique. Au cœur du processus, une boussole alimentaire permet de retrouver le plaisir de vous alimenter tout en respectant les besoins de votre corps.

Cette démarche de “ reconquête de soi ” s’accompagne d’une mise en route durable de votre motivation grâce à des techniques de relaxation qui faciliteront l’atteinte de votre nouvel équilibre.

Une approche innovante pour se sentir en équilibre dans son corps et dans sa tête.

Christine Sarah CARSTENSEN*, psychothérapeute et coach, membre de la FFdP (Fédération Française des Psychothérapeutes), formée à la faculté de médecine de Paris V (psychothérapie, art thérapie) et en instituts privés (techniques comportementales et cognitives, relaxation).*

Pr Kerstin UVNÄS MOBERG

Ocytocine : l'hormone de l'amour

Santé - bien-être - relations

Dans le fonctionnement de notre corps, la recherche scientifique a surtout étudié les phénomènes liés à l'adrénaline : stress, effort, agressivité. Or notre physiologie comporte un autre aspect, beaucoup moins visible, mais d'une immense importance : celui concernant la détente, la récupération, l'assimilation, la croissance. L'ensemble est gouverné par une hormone : l'ocytocine.

Celle-ci détermine notre capacité à nous attacher et à aimer, à nous calmer et nous relaxer, à établir et maintenir des liens entre les individus.

Le professeur Uvnäs Moberg conduit depuis de nombreuses années des recherches très remarquées sur cette hormone. Un premier lien avait été fait avec l'accouchement et l'allaitement maternel. Ses recherches fournissent aujourd'hui une explication physiologique à l'effet et à l'importance du massage, des caresses, sur notre bien-être !

Le toucher est la voie royale pour sécréter l'ocytocine.

Ce premier livre en français est un pont entre la physiologie et la psychologie. Il a été salué à l'étranger comme un excellent ouvrage de vulgarisation.

Kerstin Uvnäs MOBERG *est professeur de physiologie et de pharmacologie à Stockholm. Elle est aussi chercheur à l'Institut Karolinska (Suède). Elle donne des conférences dans le monde entier. Ses recherches sont très suivies par les professionnels (obstétrique, psychologie, pédiatrie, écoles de massage).*

Achevé d'imprimer en France
sur les presses de LouisJean Imprimeur S.A.
05000 GAP
Dépôt légal : 280 - Mai 2007